不完全人体手册

as科学艺术研究中心 著

不可小视的细胞

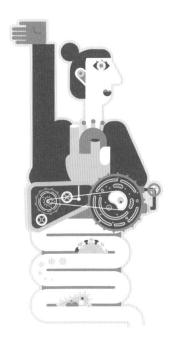

U0211198

iFORCE 原力   C·S K 湖南科学技术出版社

·长沙·

图书在版编目（CIP）数据

不可小视的细胞 / as科学艺术研究中心著 . —长沙：湖南科学技术出版社， 2023.4（不完全人体手册）
ISBN 978-7-5710-1812-2

Ⅰ . ①不… Ⅱ . ① a… Ⅲ . ①人体细胞学—普及读物
Ⅳ . ① R329.2-49

中国版本图书馆 CIP 数据核字 (2022) 第 178040 号

BUKE XIAOSHI DE XIBAO
不可小视的细胞
著　　者：as科学艺术研究中心
出 版 人：潘晓山
策划编辑：孙桂均
责任编辑：王梦娜　李　蓓
营销编辑：周　洋
出版发行：湖南科学技术出版社
社　　址：长沙市芙蓉中路一段 416 号
　　　　　泊富国际金融中心
网　　址：http://www.hnstp.com
湖南科学技术出版社天猫旗舰店网址：
　　　　　http://hnkjcbs.tmall.com
邮购联系：本社直销科 0731-84375808
印　　刷：长沙超峰印刷有限公司
　　　　　（印装质量问题请直接与本厂联系）
厂　　址：宁乡市金洲新区泉州北路 100 号
邮　　编：410600
版　　次：2023 年 4 月第 1 版
印　　次：2023 年 4 月第 1 次印刷
开　　本：787 mm×1092 mm　1/24
印　　张：6 $\frac{1}{3}$
字　　数：88 千字
书　　号：ISBN 978-7-5710-1812-2
定　　价：68.00 元
（版权所有·翻印必究）

不可小视的细胞

细胞的英文是 cell，这个词作为生物学上的一个专有名词来使用，开始于 1664 年。英国科学家罗伯特·胡克在自制显微镜下观察软木塞片时，发现眼前排列着一个个的"格子"，让他联想起修道院里面一排排的小房子，于是便使用拉丁语"小房间 (cellula)"一词创造出术语 cell。最终 cell 也被其他科学家广为接受，成为生命最基本构成单元的指代物。有趣的是，科学史学领域的考证认为，胡克当年所见并非真正的细胞，而是紧密堆到一起的植物细胞壁空穴。而与他同时代的荷兰人列文虎克，才被认为是看到人体活细胞的第一人。

作为生命的基元，细胞承担着组织工作的

执行。我们可以把它们想象成微小的机器，用一层膜包裹着一组带有不同功能、漂浮在黏稠液体中的子单元（细胞器），通过协同配合去完成专属的任务。

三百多年过去了，科学家们在观察、研究这些微米级"小机器"的过程中，搭建起了现代分子生物学的大厦。特别是那些通过模型生物和医学实践所做的探寻，让人类在了解自己身体的道路上不断前行，由此拓展我们对于生殖、疾病、衰老的认识。

假若细胞仅仅是无意识地分裂繁衍，那世界将会永远停滞在混沌蒙昧之中。然而，细胞在演进中发生了功能分化，尤其是多细胞生物逐渐发展出复杂的神经系统，与客观世界之间构建出反馈机制，地球的生命也才不仅有了"肉"，更具有了"灵"。

神经元来自一群神经上皮前体细胞，一旦生成就会停止分裂并开始分化，而后离开神经上皮。在倍数足够高的显微镜下，通过正确的染色，我们可以观察到神经元——也就是神经细胞，它们彼此以突触相接，连绵不绝，线条流畅，美得像一片充满魔幻色彩的森林。这片森林是人类所有快乐悲伤的源头，记叙着我们的过去、现在与未来，也决定着我们是不是一个脸盲症或抑郁症患者。

DNA双螺旋结构的提出者之一弗朗西斯·克里克在研究生涯的中晚期，开始从分子生物学领域转向意识起源问题的探寻，他在著作《惊人的假说》中提出了这样的观点：你的喜悦、悲伤、记忆和抱负，你的本体感觉和自由意志，实际上都只是一大群神经细胞及其相关分子的集体行为。正如漫游仙境的爱丽丝所说的那样，你只不过是一大群神经元而已。

意大利科学家卡米洛·高尔基，他在1873年发明了一种细胞染色技术，可以清晰地看到神经细胞，但他认为神经细胞的连接是网状的。1887年，西班牙科学家圣地亚哥·拉蒙·卡哈尔改进了高尔基染色法，并在发表的文章中提出，神经元之间只有接触关系而没有物理连接，为神经元理论提供了确凿的证据。虽然他们二人共同获得了1906年的诺贝尔生理学或医学奖，但他们之间关于神经元理论的争论仍未停止。直到1950年电子显微镜的出现，证明了神经细胞是通过相互连接的单个细胞突触形成神经系统，神经元学说成为现代神经系统结构和功能的基本原则。

神经元的演化与人体其他细胞的演化既有一脉相承之处，也有其独特的历程，迄今都充满争议。基于新世纪的基因组工程进行的分支分析倾向于认为，神经元和中枢神经系统可能从不同谱系的细胞系演化了不止一次。

在一个每天充满新发现的信息时代醒来，我们还是会惊讶于依然有那么多未知深藏在这熟悉实则陌生的几尺之躯。偌大宇宙，生命出现既是一种必然，也是一种偶然。接受这一观点的前提在于，我们不认为生命物质和非生命物质之间有着不可逾越的一条线。归根结底，生命是一套运行于现实物理规律下的化学能量系统，但能够以一种更有序的方式组织信息，这使它显得有那么一些"特殊"。

目录
CONTENTS

01
一百万种生命分子候选体

1943 年 3 月，纳粹的潜艇还在大西洋上做最后挣扎，第二次世界大战正迎来关键的转机。从德国逃亡出来已十年之久的理论物理学家埃尔温·薛定谔，在当时任职的都柏林圣三一学院举行了一系列讲座。

讲座所阐释的"生命是什么——活细胞的物理观"主题，来自他早几年为麦克斯·德尔布吕克和蒂莫菲维·莱索夫斯基等生物学家发现的一些关于遗传物质现象所提供的物理学解释。讲座空前成功，很多场次一票难求。剑桥大学出版社于次年就迅速将讲座内容集结成书出版。这本同名著作成了有史以来最畅销的科普书之一。

《生命是什么》中明确地提出了一种"非周期性晶体"的概念，在它以共价化学键组成的结构中包含着遗传信息，信息的存储、处理和传输必须在分子水平上、纳米尺度上、活细胞内发生。这个堪称伟大的预见，启发了詹姆斯·沃森和弗朗西斯·克里克，将近十年后，他们从罗莎琳德·富兰克林的 X 光晶体照片中，准确地挑出了那条双螺旋——由大量核苷酸单体所组成的多聚物。

最神奇的是，此后无数科学家的工作还将证明，地球上所有生命都遵循同样的遗传法则，由相同的核苷酸来完成遗传密码编制、上面也只会有四种碱基：腺嘌呤（A）、鸟嘌呤 (G)、胞嘧啶 (C)、胸腺嘧啶 (T)。如果把碱基简单理解为字母，那生命这件事，某种意义上可以理解为仅仅以四个字母再加一些辅助性符号写完所有的编码程序。不知道你怎么想，反正程序员已经要疯了。

所以不甘心的科学家也会想，其他星球上，是不是具有这四个字母以外的生命程序？2019 年，来自东京工业大学地球生命科学研究所、普林斯顿高等研究院的亨德森·詹姆斯·克莱夫斯等人，用计算机模拟的方式，在几个基本原则下创建了一些"类核苷酸"物质，并探索了它们能够组合出多少种能在分子水平上进行信息传递的结构。

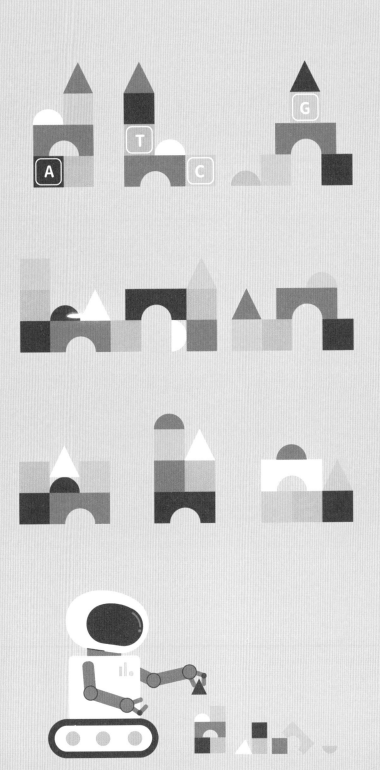

最后达到的可能性让他们自己都吃惊不已。那是一个非常大的数字，达到了数百万量级，完全超出所有科学家的预想。以至于他们不得不开始琢磨，能用这么海量的分子结构来做点什么？当然，还不急着组装外星人，更为实用的方向，是看看能否从中开发出一些对人类疾病起效果的药物——要知道当今世界上，大部分重要的抗病毒药物和部分癌症药物都是核苷酸（或核苷）类似物。

毫无疑问，演化有它独到的眼光。我们可以想象，在地球演化早期，不管是在热泉口的海水中，还是陨石砸击的池塘里，那些因为高温驱动的化学反应中产生的第一批生命密码候选物质，必然有着更为丰富的形态结构，即便没有上百万种之多，也绝不会寥寥无几。只不过最终被留下来的，只有两种而已，我们将它们叫做 DNA（脱氧核糖核酸）和 RNA（核糖核酸）。

02

右旋，上帝的有利手

从病毒到人类，所有现存的生命体都只使用右旋 DNA 或右旋 RNA。有些分子的结构就像我们左右手一样镜像对称，被称作"手性分子"。尽管"手性分子"总以成对的方式在体外的化学反应中出现：二者互为镜像对称、相生相伴。但唯有右旋核酸才在生命起源和演化的亿万年间得到了自然的偏爱。事实上，左旋核酸在人工合成的产物中能够出现，原则上也能够行使正常的功能，可为何它们在时间的长河里没有留下痕迹？许多研究人员将其归因于自然界无数巧合中的随机事件，或许创造生命之时，上帝也用了他的有利手？

第一位发现生命分子不对称性的科学家，微生物学的奠基人路易·巴斯德却认为："这是地球上的生命和宇宙的联系之一。"一个多世纪后，这种观点第一次可能得到了印证。两位天体物理学家于 2020 年提出，来自宇宙深处的射线粒子，或许扮演了扭转 DNA 的"上帝之手"，他们是纽约大学宇宙学与粒子物理中心的诺米·格洛布斯和斯坦福大学卡夫利粒子天体物理与宇宙学研究所的罗杰·布兰福德。

　　生命分子的不对称性也许归根于具有镜像不对称性的弱相互作用。当 π 介子射线从外太空冲向地球，在与大气层的碰撞过程中会产生手性取向相同的 μ 介子。研究人员猜测，正是这些粒子通过上百万甚至数十亿次的撞击，在"活性"DNA 或 RNA 链中产生了额外的自由电子，从而在这些分子中产生了更多突变的可能。

　　他们用计算表明，相较于左旋核酸链来说，右旋核酸链更容易被宇宙射线"敲"出电子，尽管差异只有一点点。但正是这微弱的突变倾向，加速了我们祖先的演化进程，最终让它们在演化法则中占据了上风。

　　但高能的宇宙射线是如何恰到好处地引发了手性的出现，却又不伤害生命物质？我们目前依然无法解释，只能说这一切是偶然——地球和生命的祖先有着谜一样的幸运。

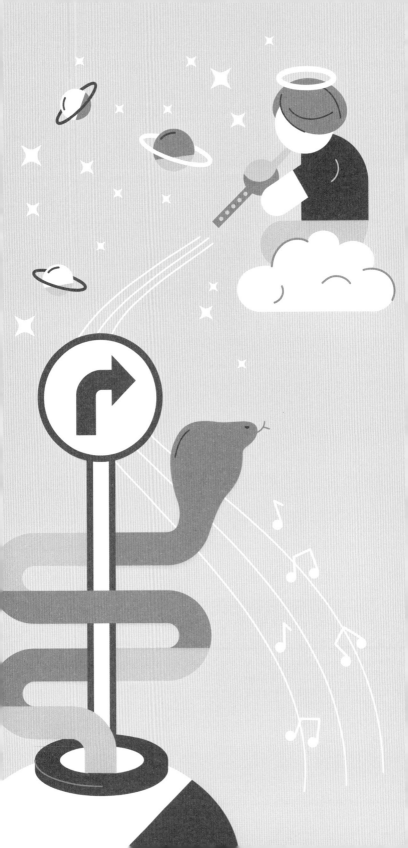

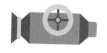

03
线粒体，我生命之火，焦虑之源

线粒体，20 亿年前的古老入侵者，从内共生存在者演变为半自主细胞器，自带微小却独特的遗传物质组，以半独立方式进行蛋白质翻译和 DNA 复制。同时，它们一刻不停地利用呼吸链中产生的质子梯度合成 ATP（腺嘌呤核苷三磷酸），为生命体细胞的绝大多数代谢活动提供能量。

然而这台生命的内燃机中，也埋藏着让我们生病的肇因。1975 年，科学家首度将目光投向线粒体疾病，随着研究推进，他们惊讶于罹患遗传性线粒体疾病的人在人群中竟高达 1/5000。近十年来，线粒体与压力、焦虑和抑郁等情绪之间存在的关联性，更是引起了研究者的思索。

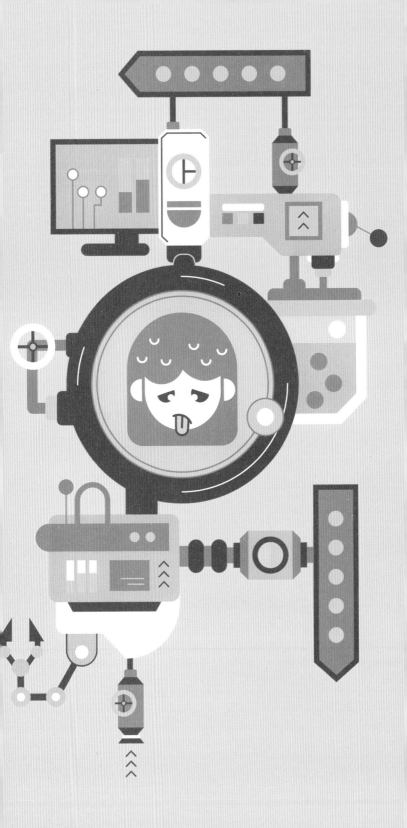

来自瑞士洛桑联邦理工学院的行为神经科学家卡门·桑迪长期专注于研究大脑中哪些关键区域或内部运作会影响人们的焦虑行为，她猜想或许线粒体就是这其中的核心——线粒体功能低下带来的能量不足，在极其依赖于氧气和能量运转的大脑中或许有着格外显著的不利影响。

2015 年，桑迪的一项针对小鼠的工作显示，在建立社会等级时，焦虑程度更高的小鼠更倾向于对焦虑程度低的群体臣服和顺从，而往往能够掌握主导地位的小鼠，其大脑中线粒体的功能也越强，也许正是神经回路中充足的能量支撑起我们的动力和自尊。

2019 年，赫尔辛基大学神经基因组学实验室的艾里斯·霍瓦塔教授的团队，用多组学分析的方法搜寻与焦虑相关行为相关的线粒体途径，他们发现，应激小鼠大脑的"终纹床核"区域及血液中，线粒体 DNA 碎片出现了富集，这可能来自线粒体过负荷条件下产生的活性氧损伤。这些微小的细胞器通过在器官之间创造美丽的交叉对话来协调综合应激反应，当有效沟通被阻隔，就可能导致线粒体融合分裂的过程走向紊乱。尽管这一现象的机制尚未完全明晰，线粒体干预的想法仍为争议重重的抑郁症和焦虑症治疗提供了崭新的思路。

04

我有我选择，颠覆孟德尔

1857 年夏末，布尔诺的圣托马斯修道院花园里的第一批杂交豌豆开花了，神父格雷戈尔·孟德尔开心地望着这片紫白相间的花海，他已经用编号小心翼翼地记录下了这些植株的高度，花的位置和颜色。

几个月后，等到豆荚长出，他还记下豆荚的形状和颜色，并在种子成熟之后，一粒粒剥出来，继续记下种子的形状和颜色。然后他根据这些记录，开始有意而为地设计它们之间的杂交，比如让白花与紫花杂交，黄色种子与绿色种子杂交，高茎与矮茎杂交，再观察产出的子代。

整整 8 年时间，这片两公顷大小的试验地上一共种植过 28 000 株植物，其中大部分是豌豆。根据这些杂交实验得到的结果，孟德尔完成了他跨时代的论文《植物杂交实验》，在这篇论文中他得出了被后世称为"孟德尔定律"的遗传规律——生物体具有决定其特征的离散因子：每个因子都有两个版本，各包含在一个配子（卵子和精子）之中，由于配子之间的融合是随机的，父母对后代的遗传贡献相等，每个因子的两个版本在表达中只有一个会占据主导地位。

　　其实最开始的时候，孟德尔也想过在老鼠身上做杂交实验，但遭到了修道院院长的反对，因为从宗教角度而言，这样的操作实在"有伤风化"。所以动物身上的遗传性状相关研究等到 20 世纪初，才由美国遗传学家托马斯·摩尔根完成，后者同时还确认了染色体是性状因子，也就是基因的载体。

　　从孟德尔定律能推导出一个简单的推论：如果父母双方都是杂合子（即携带同一基因的两个不同版本），那么子代中杂合子将占二分之一；另外，携带每个基因版本的纯合子各占四分之一。这是一条现代遗传学的基本法则，近一个世纪来也无数次在实验中被证实。然而西北太平洋研究所的首席科学家乔·纳多从 2005 年开始，却在一个课题研究的过程中不断发现和这条法则有悖的现象。

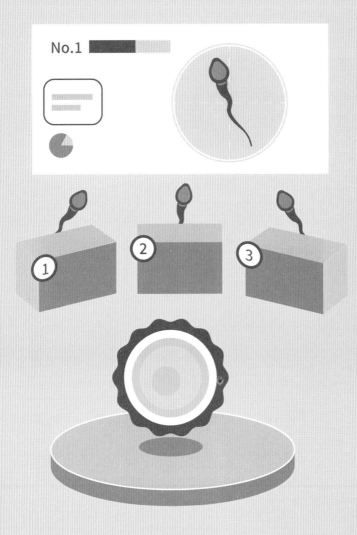

他们具体研究两个基因 Apobec1 和 Dnd1，看他们之间如何相互作用来影响罹患睾丸癌的风险——睾丸癌是和遗传相关度极高的癌症。当实验中交配的小鼠是 Dnd1 杂合（含一个正常版本和一个变异版本）雌鼠和 Apobec1 杂合雄鼠时，一切都正常，子代中的纯合子和杂合子比例是符合孟德尔定律的。然而，当他们改用 Apobec1 杂合雌鼠和 Dnd1 杂合雄鼠进行交配时，奇怪的事情发生了，含有这两种基因变异版本其中之一或两个都有的子代比例仅仅为 27%，远远低于理论所预言的 75%。

在排除了例如胚胎致死等原因后，"受精并不是随机发生的"成为可能性最大的解释，这相当于配子可以有选择性的决定它的伴侣。乔纳多发表于《遗传》期刊的论文中提出这样一个假设：精子会被卵子用特定的基因来吸引，反之亦成立。

类似这样的发现，也改变了长久以来生物学家们所认为的卵细胞只是静静等待、被动顺从的细胞。其实它们与精子一样活跃，并积极地参与生殖过程，以自己的方式增加生命孕育阶段中演化控制和选择程度。

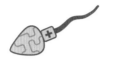

05

精子的泳姿，原来是像行星

荷兰人安东尼·列文虎克并没有受过科学的训练，但他磨得一手好玻璃，凭借这项技能他用自己独特的方式发明了那个时代最强的显微镜。他把在显微镜下见到的奇妙微观世界仔细地描绘出来，在 1673 年将这些观察材料寄给了英国皇家科学学会。这些记录，让他被公认为世界上最早看到微生物形态的人。

精子也是他最早描述的事物之一。为了搞清楚这种"小动物"在生殖方面的作用，列文虎克做了非常基础且关键的观察。不过他很可能不是第一个在显微镜下看到精子的人。初期，出于道德礼仪方面的考虑，他一直没有把这个对象列入观察范围，直到 1677 年，有一位医学院学生把精子的样本寄给他，并告诉他自己已经看到了带着"尾巴"的小动物。列文虎克这才开始拿出工具，在玻璃镜下搜寻，同年他首度把记述的文字发给皇家科学学会的编辑。

他断断续续地观察了好几年，精子在他的描述之中像蛇、像鳗鱼，还像云朵。"游泳时，鞭梢像蛇一样移动，就像水中的鳗鱼。""微小动物们以云朵的形式彼此穿梭而过……从12点到5点，我至少做了25次不同的观察……"

在列文虎克的时代，人们相信"先成论"（Preformation），认为生物形式并非存在于零件之中，而是于其发展之前就已经存在。列文虎克也是一位坚定的先成论者，对他来说，精子的运动便意味着它们就是活的微型动物体。他甚至声称在精子里头找到了血管和神经，当然，我们知道那不是真的。

细胞学说发展起来之后，我们对于动物的生殖以及胚胎发育有了更清晰的认识，先成论遭到了全盘否定。不过，观察精子的运动——也就是"游泳"——依然是一个重要议题。想象一下，几千万个精子细胞，需要游过阴道、穿过宫颈、进入子宫，几乎是"跋山涉水"，最后它们中只有一个能获得扎进卵细胞膜的机会。而且生殖道内的液体不同于一般的水，是具有黏弹性的流体，阻力也会比水更大。这个最后的成功者，它到底需要怎样游、游多快，才能脱颖而出？

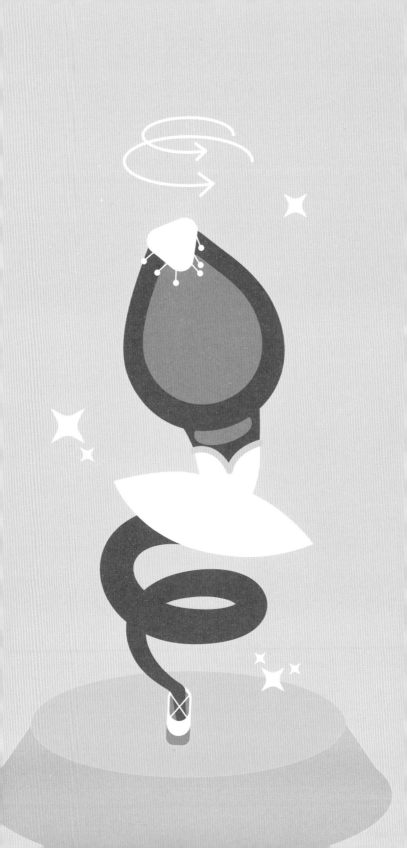

借助更强大的现代显微镜以及计算机模拟，科学家渐渐发现，游泳中的协同作用和自组织形态，还有其精简高效的外观，都成就了精子极其强大的穿梭能力。2014 年，荷兰特温特大学的机器人专家萨斯塔克·米斯拉根据这些研究，制造出一种 322 μm 长的微型机器人，它们头部涂有 200 nm 厚的镍钴层，能够响应磁场来模拟精子的游泳。

还有科学家想到，可以用这些机器人干点实际的事情。2018 年，英国埃克塞特大学物理系的费奥多·奥格林就开发了用于给药的精子机器人，希望让它们游进血管，将药物引向正确的身体部位。

2020 年，使用每秒记录超过 55 000 帧的3D 显微镜，英国布里斯托大学的赫尔墨斯·加德利哈和墨西哥国立自治大学的加布里埃尔·科基迪、阿尔贝托·达尔松三人扫描了自由游动中的精子，结果发现了一个自列文虎克时代以来就被误解的事实——人们一直以为，精子是通过左右摆动长长的尾巴来获得前进的动力的，然而高速摄影显示，它们的头部像陀螺一样，旋转前进时也带动着尾巴不断旋转。在物理学上，这被称为进动，就像地球和火星，一边围绕着自转轴不停地自转，一边在轨道上滚滚向前进。

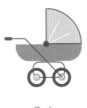

06

当一颗卵子接受了两个精子

2007 年，美国凤凰城厚德医疗中心的遗传学家薇薇安·苏特团队报道了世界上首个"1.5倍合子"双胞胎案例，这是不同于同卵双胞胎和异卵双胞胎的第三种双胞胎。他们非常罕见，罕见到一直到了 12 年后，皇家布里斯班妇女医院的产科专家尼古拉斯·菲斯克和昆士兰科技大学的临床遗传学家迈克尔·加比特才报道了全世界第二例这种类型的双生子。

一般来说，我们在生活中见到的双胞胎，有的像是在照镜子一样的相像，而有的则在外貌上有着显著差异。前者是同卵双胞胎：一个精子与一个卵子结合产生受精卵一分为二，形成两个胚胎，这两个胚胎在遗传物质上 100%相似，长相也难以分辨；而后者为异卵双胞胎：是两个卵子分别和两个精子结合，产生了两个受精卵，继而分别发育成两个独立的个体，在遗传物质上的相似性为 50%。而 1.5 倍合子双胞胎的遗传相似性在 50%~100% 之间。

在 2007 年全世界首个案例中，双胞胎里的一个孩子是生来就同时拥有睾丸组织和卵巢的"雌雄同体"，另一个孩子则是男性；而皇家布里斯班妇女医院的全世界第二个案例中：那对龙凤胎的母亲在妊娠 6 周的超声检查中，被查出只有一个胎盘和一个羊膜囊定位，这意味着她怀的是同卵双胞胎，然而第 14 周的检查却显示胎儿是一男一女。这种情况在同卵双胞胎中几乎是不可能的，唯一能用来解释的情况是，同一个卵子被两个精子同时受精。

　　如果一个卵子同时被两个精子受精，就会产生两组来自父亲，一组来自母亲的三组染色体。这样的胚胎很难被保全。然而神迹却降临在这对皇家布里斯班妇女医院的双胞胎身上，受精卵神奇地将三组染色体分为两组，并成功分裂为两个胚胎，因此幸运存活。美国凤凰城双胞胎的情况则稍有不同，基因检测显示，两个胚胎都保留了两套染色体。

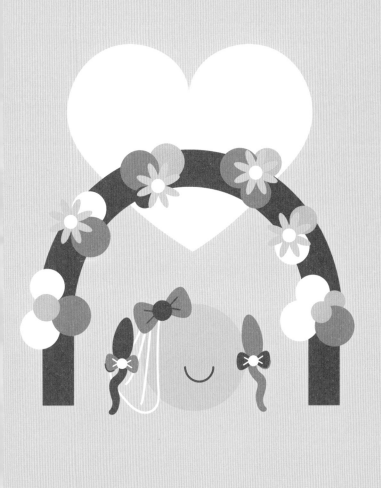

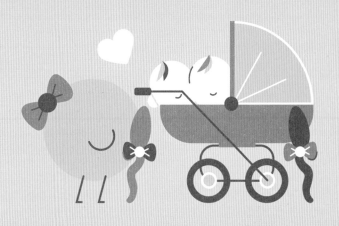

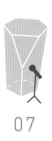

07

在你身上找到了一种奇怪几何体

我们体内的上皮细胞具有独特的排布方式，可以保护整个器官免受损伤，而除了为大家所熟知的"棱柱"与"棱锥"结构的排列，科学家一直好奇其中是否还包含有其他特殊结构，使组织细胞在弯曲时能呈现出不同的形态，保持如此优良的韧性。

为了解答这一疑问，西班牙塞维利亚大学生物医学研究所路易斯·埃斯库德罗和美国理海大学生物工程系的哈维尔·布切塔等人试着创建上皮细胞层的数学模型。他们使用了沃罗诺伊图进行模拟，这是俄国数学家格奥尔吉·沃罗诺伊建立的空间分割算法，其灵感来源于笛卡尔凸域分割空间的想法，也叫"泰森多边形"。2018 年，这个团队果然发现了一种此前从未被数学家命名的几何体：它有上下两个平行底面，一个是五边形，一个是六边形。

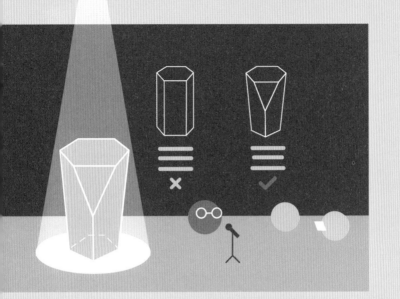

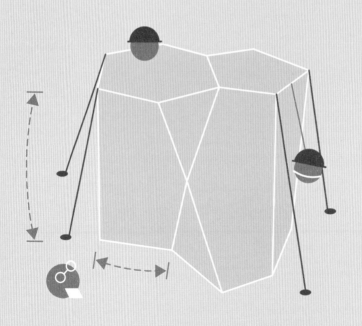

这种几何形态，可以让每个细胞的基底面和顶端表面紧挨着不同的相邻细胞，它被命名为"盾形体"（Scutoid）。正因这种构造的存在，可让我们身体表面的这层"三维包装"更牢靠稳固，并使组织消耗最少能量。

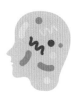

08

透明人？先从做一颗透明细胞开始吧

古往今来人类最为心神往之的魔法，莫过于隐身了，东西方的神话故事中都对此有过各种演绎。想要从可见世界中遁匿，在古代中国需要太乙真人的一道符，古希腊则是借助吕底亚国王盖吉兹的一枚指环。而在现代，除了科幻小说和奇幻电影，实践界也在表达着自己对透明之物的着迷。继物理学家们为广大"麻瓜"制作出隐形斗篷之后，生物学家终于也踏入了这一神秘刺激却充满未知禁忌的领地。

墨鱼和乌贼是自然中就存在的隐形大师，这是因为它们身上有一种独特的反射细胞，叫作淡色体，其神奇之处在于能够散射全光谱，使本体不被发现。

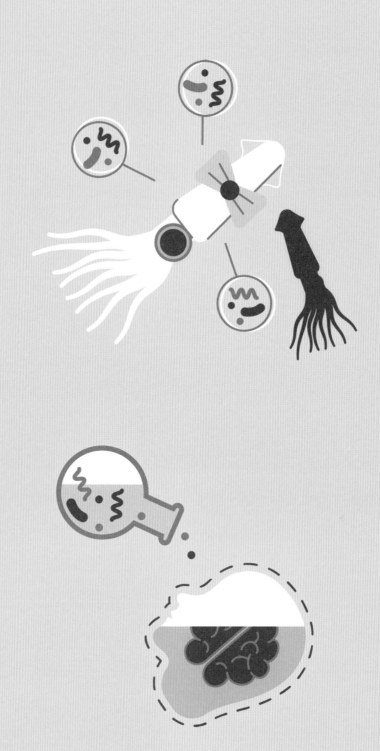

2020 年，美国加州大学尔湾分校化学与生物分子工程系的阿隆·A.戈罗德斯基博士等人从雌性乳光枪乌贼的变色过程中汲取灵感，在人类细胞中转入了枪乌贼细胞中发现的反光蛋白质 A1 基因。实验表明，这种蛋白质不仅在人类细胞中高效地得以表达，还能够将其可逆地包装成球状的纳米结构，随着盐浓度的改变，反光蛋白质 A1 由聚集转向分散，使细胞从白色变得透明，这一光学行为与乌贼细胞中的表现别无二致。

著名导演保罗·范霍文在千禧年推出的警世电影《透明人》中，塑造了一个天才科学家塞巴斯蒂安·凯恩，他设计出可以让动物隐身的诱变分子，并将之注入到自己体内，从此为所欲为，彻底释放邪恶天性。虽然"透明人"目前还坚定地隶属于科幻的范畴，但"戈罗德斯基们"的这一工作，确实将这一概念向现实应用的界碑挪近了一寸。

只不过，在喝下隐身药水之前，我们更应当严肃地思辨以下命题：朝着科幻照进现实的方向一路狂奔时，那些潜在的未知禁忌是否可能会彻底颠覆现存的文明秩序？

09

白天受的伤，更容易愈合

大家常常认为晚上睡觉有助于恢复受伤的机体，但实际上，如果人们在白天受伤，身体将愈合得更快，因为细胞和我们一样，也有昼夜的活动规律。

为观察这种现象，2017 年，英国剑桥分子生物学实验室的纳撒尼尔·霍伊尔和他的团队培养了一些成纤维细胞（fibroblast），尝试在不同时间刮擦它们，他们发现，在模拟"夜晚"条件下产生修复蛋白的速度比白天慢。这是因为，细胞修复能力取决于一种成纤维蛋白的活性，成纤维蛋白的运动依赖于肌动蛋白来完成，而决定肌动蛋白水平的恰好是昼夜节律。了解细胞的这些特性可能会帮助外科医生制定最佳的手术时间。

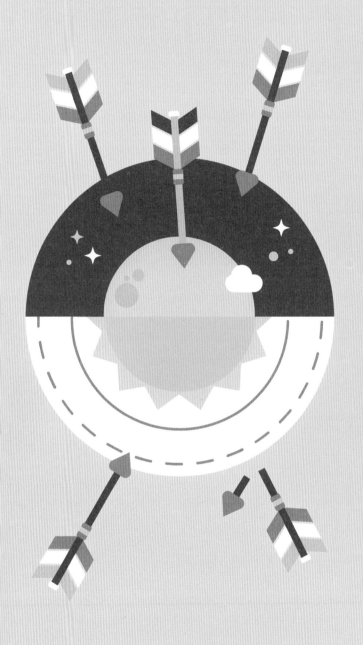

10
自然手中的阿里阿德涅之线

　　"宙斯也解不开那包围了我的 / 石头网罗"——博尔赫斯。迷宫的意境在博尔赫斯笔下是连结时间的路径，是包含万物的宇宙本身。对于人类而言迷宫是谜，当这"石头网罗"缩小到微观尺度，事情则变得极为简单：单细胞有着走出迷宫的强大天赋，但这天赋从何而来，却难以解释。

　　黏菌是人类发现的首个没有大脑却具有决策能力的有机体。在扩张觅食的过程中，黏菌先覆盖整个迷宫，距离远近造成的流动速度的变化最终保留下消耗能量最少的极短路径。2010 年，来自日本北海道大学、广岛大学和英国牛津大学的合作团队，曾在《科学》期刊上发表利用这一特性设计的实验研究，他们发现，仅仅两天时间，黏菌就在一张 A4 纸上模拟东京中心的大燕麦块和其他车站的小燕麦块之间，连接出了与今天的东京地铁完全一致的路线。

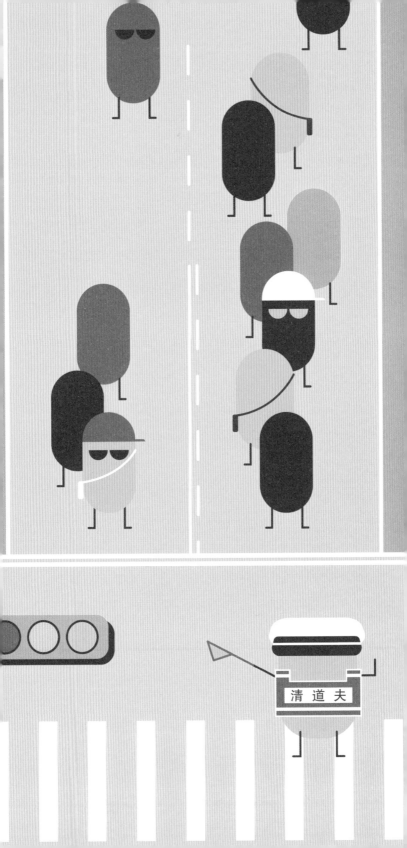

清道夫

相似的，在人体中许多细胞往往需要"跋涉千里"迁移到必要的位置，例如被免疫系统派遣到伤口附近的白细胞军团。这是怎么做到的呢？2020 年，英国格拉斯哥比特森癌症研究中心的罗伯特·英索尔等研究员在《科学》杂志上提出，趋化性在大尺度下发挥作用的机制，也许依赖于临近环境的分子浓度差。

　　在他们设计的三个迷宫实验中，细胞能够通过主动降解趋化分子的方式来强化浓度梯度，从而"自寻道路"，当面临两条相同道路时，它们也能够达成微妙的动态平衡：进入其中一个方向的细胞偏多，趋化分子的水平就会自行降低，从而后续的细胞将倾向于被另一个方向上更高的趋化分子浓度所吸引。

　　然而，目前我们只是观察到了这些有趣的现象，至于黏菌和细胞是如何做到的，尚不得知。也许正如手捏线团带着忒修斯走出迷宫的克里特岛公主阿里阿德涅一样，大自然的手中也捏着一根无形之线。

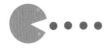

11
文身与巨噬细胞的无尽之战

1991年9月，在意大利和奥地利交界处的阿尔卑斯山冰川中，两名登山爱好者无意中撞见一具遗骸，科学家鉴定后发现其生活于5 300年前青铜时代初期。他被命名为冰人奥茨（Ötzi），肩部有箭伤，头部在死前遭到过重击，浑身布满奇特的横线文身。由于这些文身历经久远难以辨认，发现记录一直随时间而变化，最初是49个，后来上升到59个，最近一次更新来自2015年9月的《文化遗产期刊》上的一篇文章，认为是61个。

作为悠久的文化现象，文身有着其存在的深刻意义，是一种独特的叙事形式，代表了一定人类历史时期的信仰和流行。奥茨的横线被推测可能是用于治疗，生活于2 500年前的阿卡克公主（Ukok Princess）身上大量动物图样和流线纹表明其精神领袖的身份，公元700年的埃及女子在大腿上纹上自己名字以防止性侵犯。进入现代以来，文身更是变得越来越普遍。

随之而来的，是现代人对文身墨水安全性的担忧。构成冰人奥茨文身的主要成分是一些深颜色炭黑，应是炉灶里烟灰之类的物质。炭黑作为文身材料不仅历时久远，还延续至今。所不同的是，今天的人们所用文身染料里的成分，比起 5 300 年前已经大大丰富，几乎到了眼花缭乱的地步，它们可能来自金属盐、植物染料或石油染料。

不知道你有没有想过，文身墨水进入皮肤以后，为什么不会被身体吸收或除去，而是一直待在那里呢？要解答这个问题，我们需要来看看文身到底是怎么绘制的：当文身针带着墨水在人的皮肤表面穿孔时，因为毛细血管作用，墨水会直接被吸入下层真皮，这时候，白细胞（巨噬细胞）和组织细胞（成纤维细胞）会吸收大部分色素，以清除异物引起的炎症，吸满色素的细胞就悬浮在真皮中，形成了肉眼可见的色调和图案。

所以文身色素其实已经深入了你的细胞。即使有朝一日你不想要了，去除也十分困难。君不见那些在皮肤上纹了前任名字的人，一般都只能选择用新的图案来掩盖。

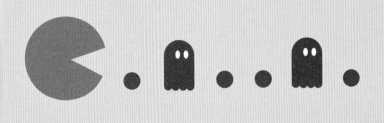
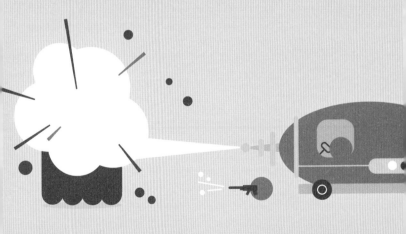

2018 年 3 月，一个来自马赛鲁米尼免疫中心的团队在《实验医学期刊》发表文章，称他们发现色素在免疫细胞中会一代代往下传，当一批饱噬颜料分子的免疫细胞凋敝后，它们原来吸收的颜料分子会释放出来，然后被新的免疫细胞继续吸收。从这个角度来说，文身其实很像人体艺术和免疫系统之间的一场永不止息的战争。

讲到去除文身，目前为止我们所能采取的较有效手段是激光，和对付皮肤上的其他色斑一样。它的工作原理是将充满墨水的细胞炸烂，然后交由淋巴系统排出体外。但这种清理往往需要反复多次，且难以做到彻底根除，正是因为新的细胞会不由分说地把较大块色素给重新屯集起来。

12

为什么要偷看细胞的饮食

你是否会在某段时间突然开始喜欢吃某种食物？如果发生这种事情，意味着什么？爱丁堡大学的科学家开发了一种新的成像技术，可以观察细胞喜欢吃什么，并且可能有助于癌症等疾病的诊断和治疗。

研究小组巧妙地开发出一种化学探针，当它们附着在细胞进食的特定分子（如葡萄糖）上时就会发光。为了检验设计的可行性，研究员用显微镜观察了活体斑马鱼胚胎中吞噬葡萄糖的细胞，这些细胞透明且易于观察。同时，他们认为该技术也适用于在实验室中生长的人类细胞。

研究小组表示，因为细胞都需要依靠葡萄糖和其他分子提供基本的能量来生存，在研究有关健康和疾病的其他分子时也可用此方法。如果观察到一个细胞改变了饮食习惯，这很可能就是疾病的预警。

另外，这项新技术还可用于检测人体组织中细胞饮食习惯的微小变化，从而提早发现体内的疾病。医生还可以运用该技术追踪健康细胞和患病细胞分别吞噬的分子情况，监测治疗过程中患者的变化。

对此，爱丁堡大学生物医学成像高级讲师马可·文德雷尔博士说："以前鲜少有方法测量细胞吃什么产生能量，也就是所谓的细胞代谢。新技术允许我们通过显微镜检测活细胞中多种代谢物。这是了解患病细胞代谢非常重要的进展，我们希望它有助于开发更好的治疗方法。"

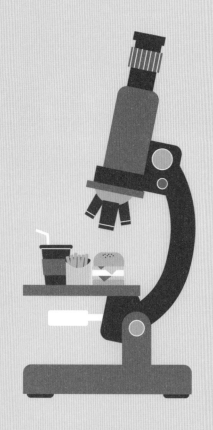

13

一些新，一些旧，陪你慢慢老

你的记忆、思维、知识在陪你成长、变老，因为大多数神经元在成熟后不再分裂和再生，而是会终身伴随着我们，共同走过一生，并共同抵御年龄增长带来的功能衰退。过去的科学曾认为，有两种和生物体寿命同样长久的细胞：心脏细胞和大脑神经元细胞。但是在 2019 年，来自索克生物研究所的马丁·赫兹团队，报道了一种"多年龄嵌合"现象，指出其实有很多器官都是年轻细胞和老年细胞的混合体。

过去，因为技术手段受限，研究者无法有效测定神经元以外的其他动物细胞的年龄，而马丁·赫兹团队采取了一种新方法：结合电子同位素标记和混合成像方法（MIMS – EM），对不同年龄组啮齿动物模型中的肝脏细胞 / 蛋白、脑、胰腺进行量化和可视化处理，由此得到它们的年龄与周转率。

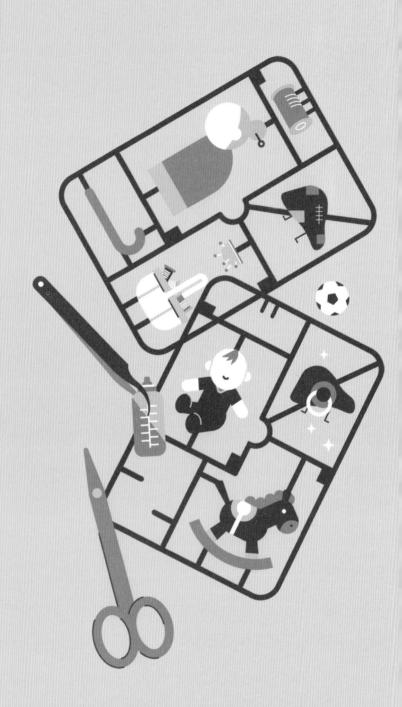

经过验证，生物体内的神经元细胞的确和生物体一样的寿命，马丁·赫兹团队在后续的研究中又惊讶地发现，排列在血管里的细胞（内皮细胞）寿命也和神经元一样，这意味着一些非神经元细胞在整个生物体的生命周期中，同样不会复制或替换自己。接下来他们又在负责维持血糖水平和分泌消化酶的器官胰腺上看到了显著的嵌合现象，其中的胰岛部分既有着终身不停复制的 β 细胞，又有根本不分裂的 δ 细胞。

肝脏是一个典型的具有再生功能的器官，马丁·赫兹团队的研究员们原以为肝脏中的肝细胞都是年轻细胞，然而通过观察健康成年小鼠身上的肝细胞发现，小鼠的寿命和绝大多数体内的肝细胞寿命一样，而排列在血管里的细胞和另一种星状细胞的寿命则要短得多。

这种在成体生物中的细胞和亚细胞结构中广泛发现的"多年龄嵌合"，让我们对细胞的复杂性又有了更多理解。或许终有一天，其中的发现能帮助我们预防或延缓器官衰老。

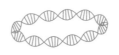

14

借太空之旅重返青春？端粒：你想多啦

时光机的发明遥遥无期，我们尚无从检验"祖父悖论"，但鉴于现代航天器已经能飞离地面，"双胞胎悖论"的验证还是能试试看的。NASA 在 2017 年让一对同卵双胞胎宇航员兄弟进行了一项实验，斯科特·凯利去到空间站，而他的哥哥马克·凯利留在了地表，如此天上地下分离 11 个月。人们最想知道的当然是，弟弟回到地球时会比他的哥哥又年轻上一大截吗？

吊足胃口的 NASA 分别在 2018 年和 2019 年，发布了两份兄弟俩的体检报告分析。在斯科特刚回来时，检测出他的端粒在太空中变长了，这一消息使人为之一振。端粒是一种位于染色体末端的微小结构，就像鞋带末端的塑料帽子，随着人年龄的不断增长，它会逐渐地变短，这是象征衰老的标志。

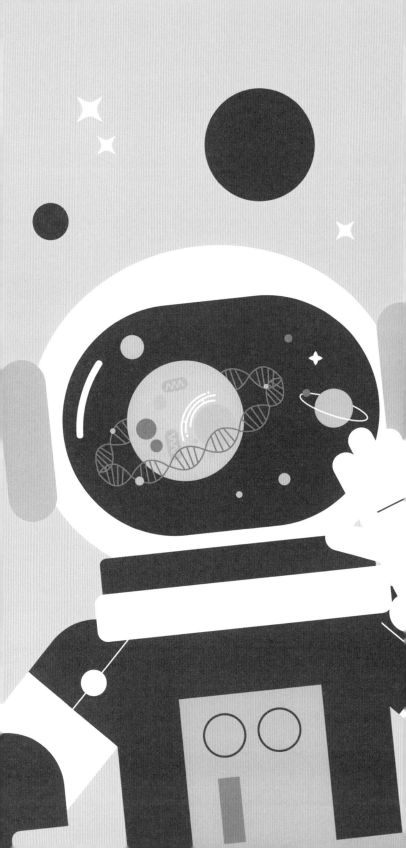

这么说来，他是真的变年轻了吗？虽然符合你的想象，但这和研究人员的预期相反，因为在太空中生活的压力过大，本来是有可能导致端粒变短的。这项研究的领导者，美国科罗拉多州立大学的教授苏珊贝利在看到结果后当即表示："我们对端粒长度的急剧变化究竟是如何发生的还是一头雾水。我不认为这真的可以被视为青春之泉。"果不其然，次年的第二份报告表明，回到地球之后，斯科特的端粒再次变短了，回到了哥哥的水平。

而其他的身体变化，也在 6 个月后恢复到了原来水平。包括眼球形状的变化（如视网膜神经变厚）、前额皮肤变厚、某些基因活性和认知能力的下降，都已经调整回来。

这项关于太空生活对人体影响的最全面调查显示，将近一个地球年长度的太空生活没有让人体产生实质性或持久的健康变化。科学家们表示，这些数据可以提供一些关键信息，用以评估未来前往火星及更远地方的远距离太空旅行所带来的风险。至于你想要的返老还童，那还是……算了吧！

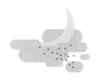

15

月尘飘落有多美，你的细胞在说"不"

　　我们的征途是星辰大海，第一站，当然是要去月球上住一阵子。尽管你已经跃跃欲试，但临行之前，还得问问身上细胞们的想法。由于月球没有大气层，一直被太阳风不停轰炸，这种暴露会使得上面的土壤带上静电，并且电荷非常强，所以它们一直漂浮在月表上方，很容易就粘到嫦娥——哦不，宇航员的身上。

　　1972 年乘坐阿波罗 17 号到月球一游的哈里森·施密特，就饱受月尘过敏之苦，宇航服上带回来的这些微粒让他患上了"月球花粉症"，症状包括打喷嚏、流眼泪和咽喉痛。那些曾暴露于火山灰中的人想必对此能够感同身受。但如果仅仅是过敏炎症，也不算什么大不了的事。科学家更想知道，类似的尘土接触会不会引起 DNA 级别的破坏。

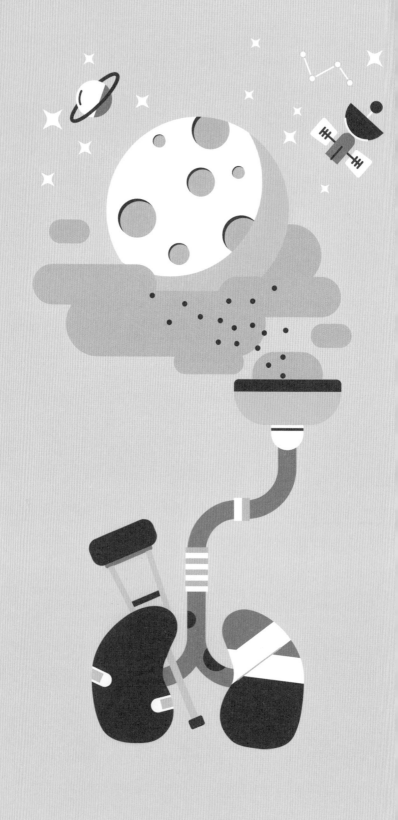

美国纽约石溪大学药理系遗传项目组的布鲁斯德普教授和博士生雷切尔·卡斯顿等人，和本校地球科学系的同事合作，针对动物细胞进行了相关测试。由于没法直接去月球做实验，他们使用了五种模拟物试图还原月球的环境，其中包括来自亚利桑那州的火山灰、科罗拉多熔岩流产生的灰尘以及由美国地质调查局设计的玻璃状粉末等。每种样品被分别研磨成三种直径的颗粒，其中最细的还要细过头发的直径，仅几微米。

实验中使用了两个品系的细胞，一种来自小鼠神经系统，一种来自人体肺部组织。将它们置于悬浮尘土中 24 小时后，不管是脑细胞还是肺细胞，都出现了一部分死亡。颗粒最细的样品被证明是最致命的，杀死了暴露于其中 90％的细胞。而那些未死去的细胞也显示出了 DNA 损伤的迹象，相对而言，细胞核 DNA 受到的损伤大于线粒体 DNA 受损的程度。

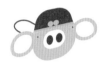

16

潜伏：癌细胞"伪装"神经元

30 年前，87 岁的赫曼·罗斯从睡梦中醒来，发现自己的半边脸颊无法动弹——脑癌让他一夜之间从那个严苛、威严的犹太父亲，变成了疾病阴霾下平凡而无助的老人。他的儿子菲利普·罗斯是美国当代最负盛名的作家之一，在《遗产》一书中，他记叙下了这个令人唏嘘的过程，看到父亲"半边脸颊毫无生气地松弛着，好像里面的骨头都被切成了片"，他知道父亲的脑子里长了一个瘤，癌细胞浸润了父亲年迈的脑叶，终将侵蚀意识、言语和那些他曾为之骄傲的东西。

菲利普·罗斯把"变老"称为一场"大屠杀"，但折磨他父亲的脑癌实际上可能将任何年龄段的人都卷入这场屠杀之中。癌细胞与神经系统之间，或许比我们曾想象的更加难以达成和解。

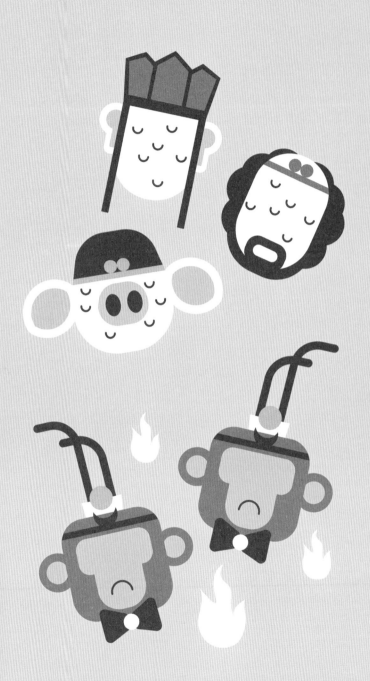

来自德国海德堡大学等机构的研究人员发现，癌细胞对神经元的复刻，解释了某些脑癌如此难以治疗的原因。胶质瘤并非通过手术可以摘除的局部肿块，而是轻易地弥漫和浸润在广泛的脑区，以成网络的扩散方式侵入健康的大脑：癌细胞生长出类似神经元的长突起和分支，在肿瘤微管中通过间隙连接彼此交错联结，以抵御化疗和放疗的伤害。"伪装"成神经元的癌细胞也可以和真正的神经元形成特殊的突触结构，去接收电信号、偷取小分子，以控制肿瘤的进一步生长。

　　癌细胞和神经元之间形成的微米级突触连接被三维化构建，钙离子和钾离子流动产生的瞬时电流被记录，若干承载着神经递质的囊泡和受体密集区域被捕捉定位——这些发现让囿于脑癌之网中的人类能够寻得蛛丝马迹的光：通过药物干预或基因疗法阻断相关受体，让癌细胞处于通信闭塞、孤立无援的境遇下，或许能够有效地限制肿瘤扩散的范围和速度。

17

"贪财好色"的癌细胞

澳大利亚昆士兰大学生物工程与纳米技术研究所的马特·特劳教授团队在《自然通讯》期刊上发表的研究指出：找到了癌细胞和健康细胞之间存在的一种独特区别，那就是癌细胞似乎比健康细胞更爱黄金！这项技术若能被进一步开发成为新的癌症检验方法，也将是改变癌症诊断领域的一大突破。

先前有研究表明，癌细胞的DNA甲基化模式与健康细胞不同。具体来说，就是癌症DNA在特定位置有密集的甲基簇，而其他片段上大面积地缺失甲基基团；在健康细胞的基因组中，DNA上的甲基基团会更均匀地分布。研究人员将这种模式称为"甲基化景观"，虽然这可以作为癌症的生物标志物，但受制于没有合适的技术去观测。在这项新的研究中，特劳教授的团队另辟蹊径，他们想要找到甲基化对癌症DNA的整体结构和化学性质的影响，

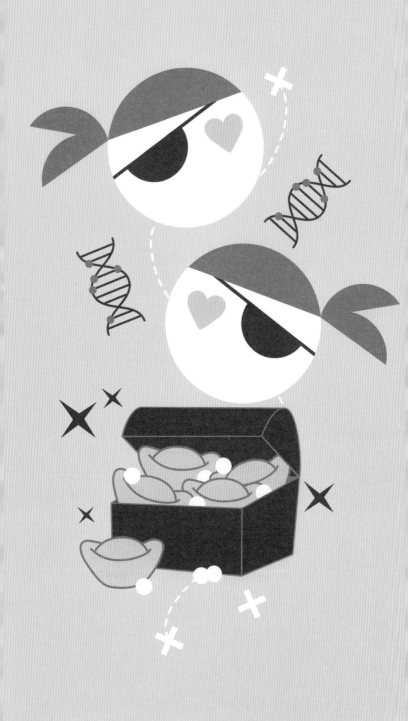

结果发现癌症 DNA 甲基化会导致 DNA 片段折叠成与黄金纳米颗粒更亲厚的一种特殊的"三维纳米结构"，相比之下，正常 DNA 的折叠方式则不会带来这种影响。

基于这项发现，他们开发出了一种测试，其优势在于可以利用"循环游离 DNA"，即从癌症或健康细胞释放到血液中的 DNA，如果癌症 DNA 存在，附着在上面的黄金纳米颗粒会变成不同的颜色。该研究已经测试了大约 200 个细胞样本，来自癌症患者和健康人群，准确率高达 90%。

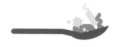

18
人体内的微生物没有那么多

曾有一个说法是，人体内的细菌和其他微生物数量达到了我们自己细胞的 10 倍。微生物学家托马斯·勒基于 1972 年做出的一个估计，延续了 10:1 的神话，这个结果几十年来从未被学术界广泛引用，却在民间小报上频频出现。

实际上，2016 年，以色列雷霍沃特魏茨曼科学研究所罗恩·米洛和罗恩·桑德通过计算，已经打破了这个神话。他们研究得出的结果是，一个 70 公斤，20 至 30 岁，身高 1.7 米的人包含约 30 万亿个人体细胞和 39 万亿个细菌。常驻微生物与人类细胞之间的比例是 1.3:1。通常，在不同的个体身上，这个比例会有浮动，但绝对不会达到 10 倍那么夸张。

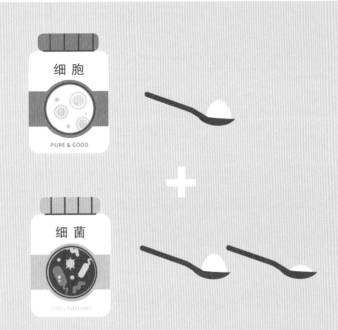

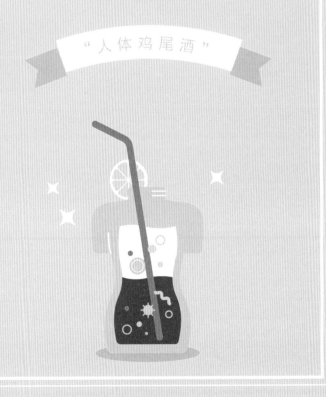

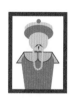

19

尼安德特人留给我们的"冰河"遗迹

1856 年，也就是达尔文的《物种起源》出版的 3 年前，在德国杜塞尔多夫以东约 10 千米处，尼安德特河谷采石场的工人们在清理一个小山洞时，意外发现了一个头盖骨和若干骨头。几年后的鉴定结果显示，这些有着醒目眉脊和突出后脑勺、四肢粗壮的骨骼样本，来自一种灭绝于大约 3 万年前的古人类——尼安德特人。

作为冰河世纪的欧洲大陆上分布最为广泛的古人类族群，尼安德特人不仅拥有捕猎大型猛兽和制作基础工具的能力，还发展出了诸如照料伤患、举行葬礼、甚至创作音乐的行为特征。他们和现代人的祖先存在于同一时空，甚至互有交集。但最终熬过了漫长冰河期来到了气候回暖的全新世纪的，只有现代人的祖先。

不过，现代 DNA 测序技术的发展表明，尼安德特人的基因作为一种遗迹，已经保留在了现代人的身上。来自瑞典的遗传演化学家斯万特·帕博，从收藏在波恩莱因博物馆的尼安德特人标本的一小块肩胛骨上，首次提取到了这种已灭绝人类的 DNA 片段，自此将数万年前自然的进化力量写进遗传密码中的秘密，一一呈现在现代人的眼前。

有趣的是，这些年的相关研究表明，虽然尼安德特人基因在现代欧亚人群中约占 1.5%，但它们与远超预期的众多疾病相关联：2 型糖尿病、红斑狼疮、过敏、血栓、营养失衡、尿失禁……这些基因之所以长久存留，据推测，是环境变化而适应性逆转。例如形成血栓的基因，本质上能够加强凝血作用，为需要与猛兽搏斗的尼安德特人提供了额外的保护，但对于不再动辄受伤流血却有着极高心血管疾病发病率的现代人而言，反倒如同埋在身上的一枚定时炸弹。

疼痛似乎也与之相关，研究人员发现尼安德特人体内编码 NaV1.7 蛋白的 SCN9A 基因携带了三个决定蛋白活性增加的突变，影响了疼痛信号向脊髓和大脑的传输，降低了疼痛感受的阈值。现代英国人群的样本分析也表明，那些携带了来自尼安德特人 SCN9A 基因突变的人更容易感受到疼痛。

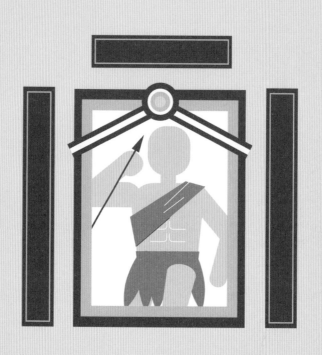

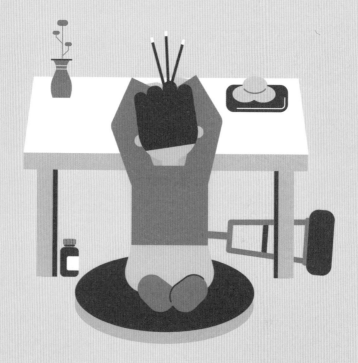

日本推理小说家伊坂幸太郎在《重力小丑》中，不止一次地谈及尼安德特人，并将超越人类学概念的抽象符号和信息附加在这种古人类物种上。书里面的角色之一，春的父亲说："我们人类是唯一会为了残杀而对敌人发动攻击的灵长类。与此相比，尼安德特人很可能是一种较为平和温顺的动物。"尼安德特人是否是因为智人的屠杀而走向灭绝，关于这一点，科学家还存在争论。但至少数万年之后的现代人，依然可以从自己的基因里听到来自冰河世纪古人类的遗响。

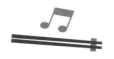

20

不着调？说不好粤语我唱还不行吗

在综艺节目《乐队的夏天》中，第二季冠军"重塑雕像的权利"因为完美演绎了粤语歌《一生所爱》而被乐迷们赞叹不已，弹幕中不时飘出来"唱得好标准啊"之类的肯定。但事实上，能唱和能讲是两回事，但它们之间也不是毫无关系，一个叫作 ASPM 的关键基因在这当中发挥着作用。

粤语讲九声六调，当之无愧是所有声调语言中声调储量最大的语言之一。对粤语区群众而言，把阴平、阴上、阴去、阳平、阳上、阳去、阴入、中入、阳入演绎出绚丽的抑扬顿挫，只是与生俱来的小小技能，许多初学粤语的人，却恨不得加上身体扭动去配合音调变化。

说起来，我们非粤语人士觉得粤语难，还有很多国际友人觉得汉语难，都是因为那走位

陆羽茶室

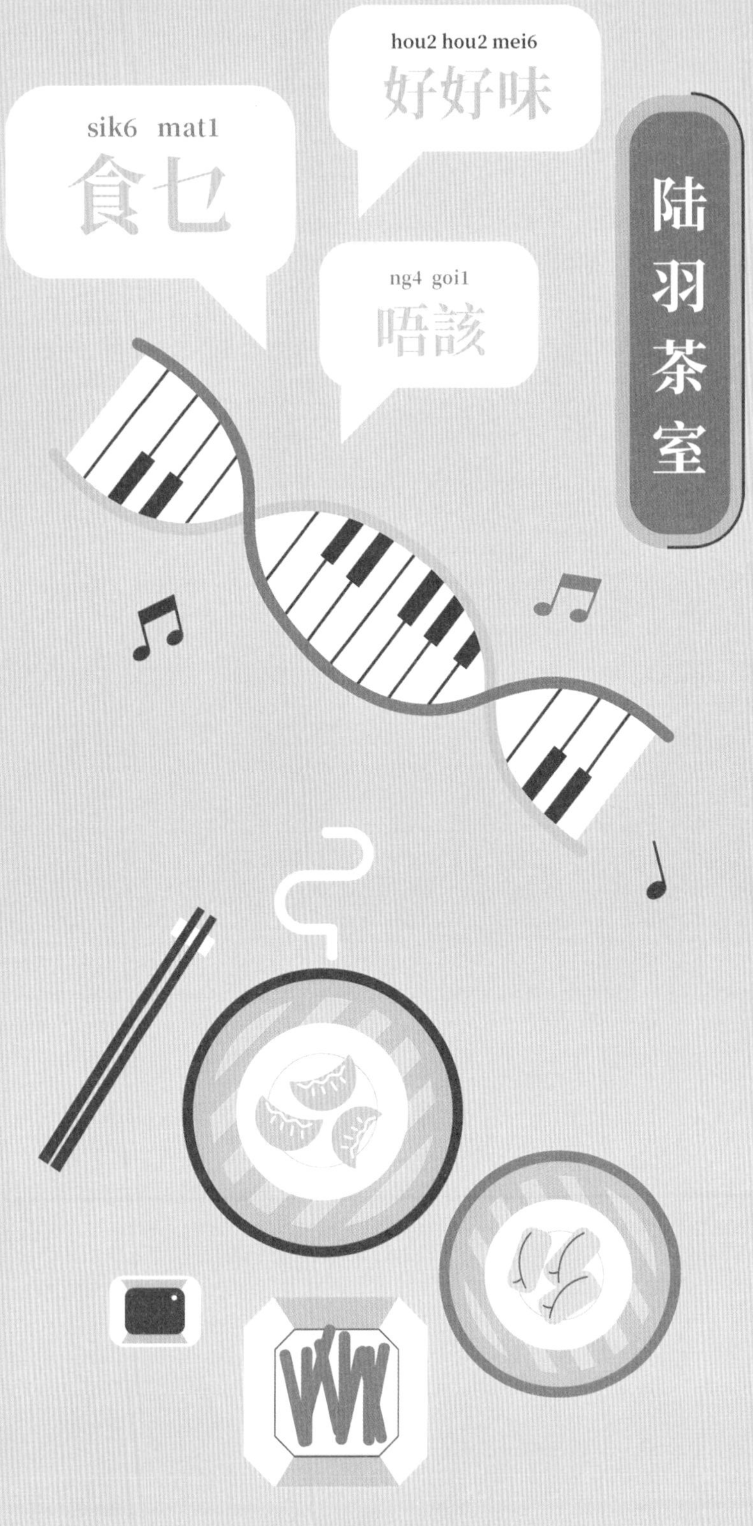

飘忽的音调。世界上现存约有 7 111 种还在使用的语言，其中一些是不以音调分辨含义的，如英语，另一些则需要标注音调才能明确其含义，典型代表非广东话莫属。有趣的是还有少部分语言被认为介于两者之间，如日语、瑞典语 / 挪威语和巴斯克语。

2007 年，英国爱丁堡大学的语言学家丹·德迪乌和罗伯特·拉德教授通过大规模的数据库分析得出，具有 ASPM 和 MCPH 两种特定基因型的人在声调感知方面更为理想，这类人群主要来自于撒哈拉以南非洲以及东亚和东南亚。这就是所谓的"语言演化遗传偏向假设"。不过，这项研究本身并没有提供证明这两个基因与语气知觉之间存在关联的直接证据。而在 2020 年，香港中文大学大脑与认知研究所所长黄俊文教授团队发表的一项研究，通过招募 426 名粤语母语人士，同时测定他们身上的 ASPM 基因和他们对粤语六个音调的熟识程度，最终确定那些携带一对等位基因 TT 的人在辨别音调方面的能力更强，在被试中，这种基因型的人占比约为 70%。

不过，对于非 TT 型的那些人来说，倒也不是全然没有希望了。这项研究还发现，音乐训练能够改善他们的音调感知能力，看到这里我恍然大悟，怪不得我的粤语歌唱得也就只比陈奕迅差那么一点点……

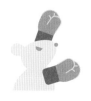

21

吸猫的人啊，弓形虫正盯着你的神经元

1994 年开始，当时还在牛津大学的乔安妮·韦伯斯特教授领导的实验室进行了一系列开创性研究，观察到刚地弓形虫对啮齿类动物的奇怪影响——感染了这种寄生虫的大鼠会变得不再那么惧怕山猫，见到天敌非但不赶紧躲开，反而傻乎乎地迎上去。当然，这样的大鼠也会很快地被猫吃进肚子，而对弓形虫来说正中下怀，因为猫是它们的最终宿主，只有在猫的小肠上皮细胞中，它们才能完成有性繁殖。

大鼠身上的这种迷惑行为，被研究者形象地称为"致命的猫吸引力"。有没有觉得非常耳熟，正在疯狂吸猫的你，是不是也明白了一点什么？事实上，在韦伯斯特团队发表了这系列发现之后，其他研究者受到启发，立刻就展开了"弓形虫会不会也在操控人类大脑"这一问题的研究。

全世界约有四分之一到三分之一的人有过被弓形虫感染的经历，有的地区，成年人中感染率甚至接近100%。对于免疫健全的人来说，这种感染不会造成大碍。不过"无碍"可能也只是表面上看起来而已，美国加州大学芭芭拉分校的凯文·拉弗蒂2006年发表的一项分析中指出，总体而言，在弓形虫感染率较高的国家人群中做人格测试，会发现"神经质"特质的得分也较高。

2015年，史丹利医学研究中心的精神病理学家富勒·托里更是通过一项大型精神疾病调查的数据得出，一个人出生在童年时拥有猫的家庭，晚年罹患精神分裂症的概率也更高。不过，托里的研究很快也遭到了来自同行的反驳，指出他们解读数据的方法存在缺陷。

无论如何，还有一项数据让人无法忽视。在那些存在免疫缺陷的人身上，如AIDS患者，弓形虫是导致他们患上脑炎的主要病原体之一。循着这一路线，科学家进而发现，弓形虫能在体外感染大多数有核细胞，但在体内，它主要会持续地感染神经元。美国亚利桑那大学医学院的神经免疫学专家安妮塔·科希博士等人的追踪确证，这是因为神经元缺乏清除这一寄生虫的能力。由此，他们得出结论，神经元不是偶然被感染的，它们已然被弓形虫当作了体内的主要靶点。

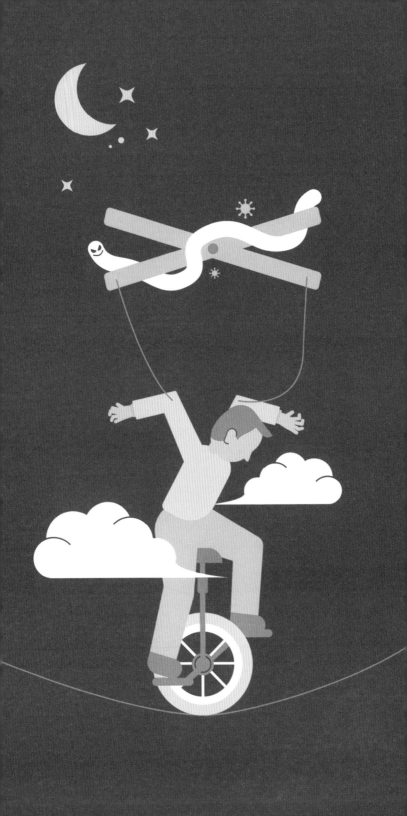

倘若你看到这里而瑟瑟发抖，倒也大可不必，毕竟在日常生活中，弓形虫感染还是可以避免的。不管是你还是你的猫，如果没有感染源，就不会被入侵脑细胞，所以关键还是看好它们别乱跑出去。以及，在女性备孕时要做好是否有弓形虫感染的检查。

2020 年初还有一个有趣的后续研究，日内瓦遗传与基因组学研究所主导的团队对"致命的猫吸引力"说法提出了质疑，因为他们观察到弓形虫对啮齿类动物的影响非常广泛，感染引起的恐惧感丧失不仅发生在大鼠面对山猫的时候，也在它们面对豚鼠和狐狸的时候。甚至在感染数周之后，它们也变得不那么逃避实验员伸过去的手了。

也可以说，这些弓形虫上脑的小家伙，减少了焦虑和对捕食者的恐惧，同时却增加了好奇心和探索行为。听起来，这样的行为转变并没有那么糟。

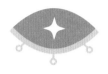

22

光斑点点，让盲人重新看到形状

英国伯明翰大学名誉教授、宗教学者约翰·赫尔在他生命的后半程慢慢走向失明，直至 1983 年彻底看不见，他用一本自传《触摸岩石》记录下了这个过程。非常可贵的是，书中不只是记述了个人经历，还详细描述了眼睛病变的特征，这一工作甚至受到了脑神经学家、著名作家奥利弗·萨克斯的盛赞，称其对视觉持续丧失的说明是前所未有的，令人着迷也令人恐惧。

赫尔去世后的第二年，2016 年，英国导演彼得·米德尔顿和詹姆斯·斯普尼把他的故事拍成了一部电影，并且获得了英国独立电影奖和英国学院电影奖的多项提名。如果你有兴趣找来这部影片观看，将有可能以一种相当贴近的方式体会到逐渐失明人士的日常，它叫《失明笔记》。

在这部以深蓝色调为主的纪录片中，主人公的感受以第一视角呈现，表现为屏幕上影影绰绰的光斑，随着时间流逝，它们越来越模糊，直至难以分辨。事实上，如果将这一过程倒着放，则正好和视力康复的过程一致。

20世纪60年代，科学家开始研究视觉修复术，他们把电极插入盲人的视觉皮层，会产生一种叫做"光幻视"的感觉，恰如正常人闭上眼睛揉动时会看到的星光点点，它最早被古希腊哲学家和生理学家阿尔克迈翁描述为"机械光斑。"

2020年5月《细胞》杂志上刊登了一项研究表明，美国贝勒医学院的神经科学系教授迈克尔·博坎普和丹尼尔·约瑟等人开发出了一种大脑植入物，使成年后失去视力的人和先天盲人都能"看到"形状。这项新研究不同于以往的视觉辅助研究之处在于，它处理的是大脑中的文字轮廓，而不是上面的像素，这样就直接跳过了眼睛，而把信号传达至了大脑。

实验中邀请了两位盲人和三位视力正常的人，将电极放置在他们大脑的视觉皮层，然后用不同阵列的电脉冲刺激，这些参与者反映说，自己可以"看到"电流刺激出的形状，并在触摸屏上描绘出来。这有点像我们平常用光涂鸦的方式来写字，不过实际上并没有任何光线进入眼睛，只是由于电流的刺激，使大脑产生了光幻视。

不过，这件设备想要拿去帮助约翰赫尔这样的失明人士还为时尚早，被植入电极的初级视觉皮层含有 5 亿个神经元，目前的实验只使用几十个电极触发了很小一部分神经元。再未来的研发中，需要发展到具有数千个电极的阵列，才能更全面精确地触发神经元，而这可能需要与神经工程师合作。

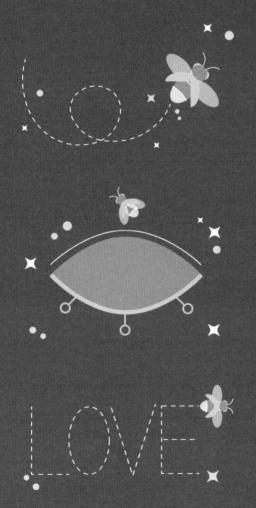

23

在人群中多看了你 100 毫秒

在视觉感知决策的经典实验中，研究者会让一个人或一只猴子去看一张垂直光栅的图像（一系列模糊的垂直黑白线），让被试者判断光栅是否或何时轻微旋转，并做出相应的反应。

视觉感知可以理解为认知到自己看见何种物体的能力，是人类获取环境信息的主要渠道，通常于人眼和大脑共同协作产生。外界景物投影到视网膜上形成光学信息，继而转化为电信号，并通过视神经传导至大脑视觉皮层，从而形成视觉。小鼠体内 85% 的视网膜神经节细胞与大脑中的上丘相连，上丘负责大部分的早期视觉处理。灵长类动物主要依靠更为发达的视觉皮层管理视觉感知，但仍约有 10% 的视网膜神经节细胞与上丘连接。上丘负责管理基本但必要的感知任务，所以当某物体切实呈现在视野中时，上丘的神经元就会发出信号。

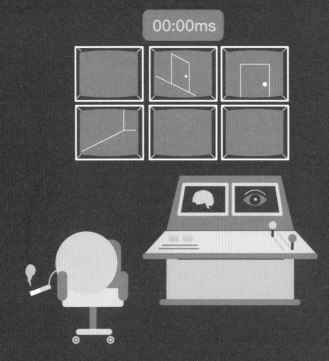

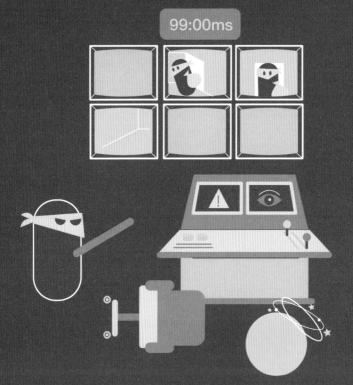

在 2019 年 4 月份的《神经科学期刊》上，来自美国国立眼科研究所的研究人员在转基因老鼠身上进行了改良版的光栅测试。和经典实验不同之处在于，研究人员可通过一种光遗传学（Optogenetics）的技术来打开或关闭老鼠的上丘神经元，这样便可以精确地操控这个部位有没有参与检测视觉事件。

他们发现，当抑制上丘胶质细胞时，老鼠反馈自己见到视觉事件的可能性降低，会花更长时间来决定下步行为。重要的一点是，抑制必须发生在观看视觉事件后 100 毫秒内，超出 100 毫秒再进行抑制，老鼠的视觉感知就基本上不受影响了。

研究还揭示了另一个有趣现象，当老鼠被迫集中注意力而无视注意目标之外的视觉事件时，上丘的抑制作用就会更加明显。如果没有上丘胶质细胞参与，老鼠们根本无法将视觉目标对象从整个视觉背景中提取出来。在现实世界复杂的视觉环境中，这种注意力的选择是至关重要的能力。了解大脑如何进行早期视觉处理，可能对影响知觉和视觉注意的疾病治疗有所帮助，例如精神分裂症和注意缺陷多动障碍。

24

有人能看到你看不到的颜色

在大多数人眼中，一片绿叶当然只会是绿色的，顶多随着叶脉的分布稍有深浅的变化，但对于画家孔切塔·安蒂科来说，她看到的绿叶却是五颜六色——"在边缘我将看到橙色、红色或紫色的阴影；你可能会看到深绿色，但我会看到紫色、绿松石和蓝色。"2014 年，美国加州大学尔湾分校数学行为科学研究所的认知科学家金伯利·詹姆森和内华达大学雷诺分校的心理学家艾丽莎·温克勒，对她做了视觉测试和基因型分析，证实她拥有四色视觉，一种 X 染色体上的变异导致的视觉异常。

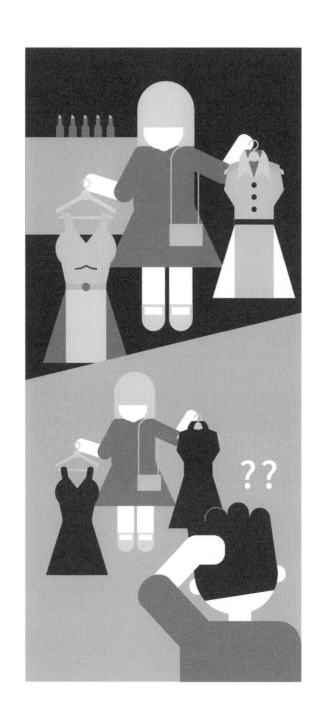

正常情况下，人眼视网膜上有三种视锥细胞——S 型、M 型和 L 型，用来感知从短波到长波的不同波长光线。当光激活这三种视锥细胞时，我们会分别看见蓝色、绿色、红色。一些人的眼里有多于或者少于三种视锥细胞。

科学家发现，M 型和 L 型视锥细胞的视蛋白基因都有可能发生突变，因此产生了一个新型的 M'或 L'视锥细胞，由于这两个视蛋白基因都位于 X 染色体上，且正常版本和变异版本都是显性的，理论上来说，只有女性能拥有四种视锥细胞，而男性即便拥有变异，也只可能看到异常的三色，也就是他在长波和中波波段的感受和一般人不同。而通常情况下，他们会被认为是弱视。2010 年，英国纽卡斯尔大学神经科学研究所的加布里埃尔·乔丹正是通过寻找三色异常视觉的男性，从而追踪到他们的母亲，而首度确认了超级视觉者的存在。

其实 M'或 L'型变异在人群中的比例并不低，但大多数变异携带者，因为在使用中无法把变异视锥细胞和最接近的视锥细胞区分开来，久而久之，大脑也就忘了这个功能。除非像安蒂科这样，从小因为学画而接受了超强度的色彩辨认训练，才会把这个超能力保留下来——她能看到的颜色是普通人的 100 倍。

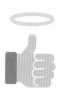

25

不存在的幻肢和真实存在的幻肢痛

16 世纪法国军医安布鲁瓦兹·帕雷发明了动脉结扎止血法，极大改进了截肢技术，因此拯救了无数被截肢士兵的生命。并开发出适用于身体各部位的功能性假肢，被誉为"外科医学之父"。

他可能也是世界上最早在书面报告中提到这种奇怪现象的人：患者们反映，被截掉的断肢处，仍然会感觉到有个虚幻的肢体在那里。

美国内战后，曾担任军医的塞拉斯·维尔·米切尔创造了"幻肢（phantom limb）"这个术语来描述截肢伤员身上的这种现象，他搜集了大量病例，表明它是一种普遍现象，而不是个例。更早期，在帕雷发明现代截肢术之前，由于活下来的截肢患者极少，他们提到的这种感觉也不会被重视。

米切尔还对它提出了解释，认为是残肢里的神经末端会向大脑发送信号，使大脑以为已经不复存在的肢体还在发来感觉信号。但是，当医生们根据这个理论，把剩余残肢也去除之后，"幻肢"感依然无法解除。

20世纪90年代，印裔美籍神经学家V.S.拉马钱德兰受到皮质可塑性研究的启发，给出了另一个不同的解释：幻肢是由于大脑皮层的重新规划而导致的。假如一只手被截掉，它在感觉皮层上的领地就会被临近的脸或上臂的领地入侵。也就是说，当触碰到截肢者的脸部时，他早已消失的手也会"感受"到触觉。

一些患者还会有幻肢痛感，这是因为大脑中的身体构图在失去肢体后重新绘制，产生了混乱的信息，于是大脑做出了错误的调节。针对此，拉马钱德兰开发了一种"镜盒疗法"——在一个盒子中，放入一块镜子，患者可以把完好的那只手或脚放进去，从而看到"完整"的自己，并建立对幻肢的控制。这样一段时间之后，僵硬的幻肢就会慢慢放松下来。

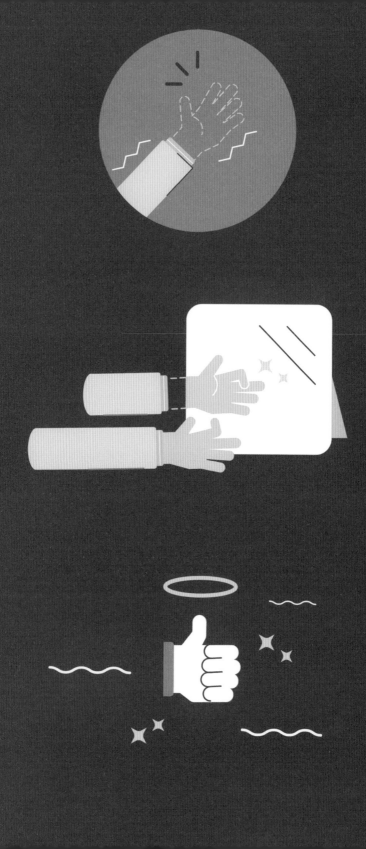

26
用来自战争中的密码术破译运动神经元

　　古希腊古代历史学家希罗多德的《历史》一书中，曾记载了一次发生于公元前 5 世纪的战争，对垒双方是为自由而战的希腊人与暴虐的侵略者波斯人。在他的叙述中，因为秘密书信的成功应用，希腊人最终获得了胜利，从而避免了被暴君薛西斯统治的厄运。这可能是密码术在人类战争史上的第一次亮相。

　　自那以后，古往今来，密码术已经无数次地起到了扭转战局的奇效。其中最为惊心动魄的一次，当属二战期间，通过数学家阿兰图灵的帮助，英国情报部门成功破译德军恩尼格玛机密码的传奇事件。

恩尼格玛密码机是使用一系列相似的转子来进行机械加密的机器，由于转子可以选择不同组合，使得加密方式在传统的字母替换基础上增加了至少一亿亿种可能，根本无从暴力破解。不过由图灵带领的语言学家、历史学家和工程师们，依然凭借着两台缴获的原机找到了它的加密规律，并制造出 Bombe 高级计算机，一种让经过基本训练的操作员就可以使用的解密装置。随着第二次世界大战结束，这段传奇也被收入了博物馆，就此被尘封。

半个多世纪后，计算机科学家们在运动神经元的研究当中，又重新拾起前辈图灵的宝贵遗产。最初他们想到的是，从每个神经元的发射开始，以数学方式将这些活动映射到猴子的实际手臂动作当中，以实现其模式的识别。

这非常类似于密码学中的"已知明文攻击"——在既有加密信息，又有未加密信息的情况下，去弄清由此到彼的规则。问题的关键是如何找到运动的统计结构，正如当年破解恩尼格玛密码时去寻找语言结构中的类似统计规律，如元音的频率与分布。

在三只实验猕猴身上，来自美国宾夕法尼亚大学、乔治亚理工学院和西北大学的联合团队完成了这项壮举的第一步，从数百个相关神经元中读取的信号里重构了手臂的动作。

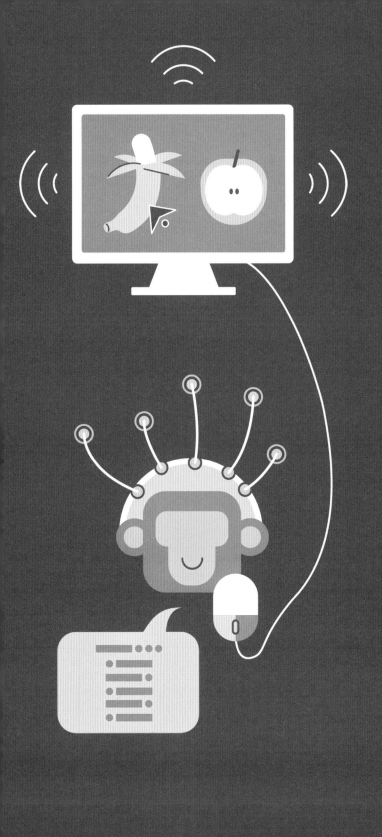

实际上，现代密码的复杂程度已经比第二次世界大战时期提升了无数倍，如果采用的是量子加密，理论上根本无从破解。这项研究的领导者、任教于美国宾夕法尼亚大学神经科学系和生物工程系的整合知识教授康拉德·科丁指出，还好我们的大脑似乎并没有那么难搞，自然选择给它留下了一些能被利用的"错误"——就像并非坚不可摧的德军一样，最终仍将被攻破。

27

成人才用左脑处理语言，孩子两边都要

20 世纪 50 年代，美国神经心理学家、诺贝尔奖获得者罗杰·斯佩里基于医学界切断胼胝体控制癫痫的医疗手段，用动物进行了一系列的"裂脑"实验。因为他对这样一个问题感兴趣：既然动物的大脑分成左右半球，那么这两个半球在功能上各有什么不同？

在正常发育的大脑中，左右两侧的大脑半球通过中间一大束神经纤维来连接，这组连合纤维束被称作胼胝体。斯佩里切断了猫的胼胝体，然后轮流盖住两只眼睛中的一只，让它们学习分辨圆形和方形。随后的测试中，他发现这种裂脑猫的左右半脑能够分别独立去记住相同的信息。他还在鱼和猴子身上做了类似的实验。

到了 20 世纪 60 年代，斯佩里终于找到了在人脑中探究这个问题的机会——那些因天生

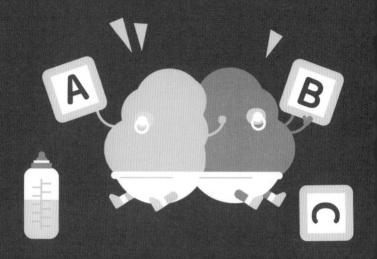

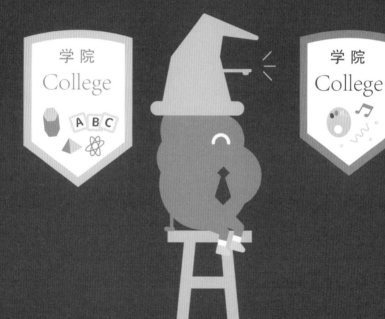

或后天的原因而导致没有胼胝体的裂脑人，成为了他的研究对象。

通过精心设计的测试程序，他证明了这些人的两个大脑半球都有意识，并且在学习和记忆方面可以独立于另一边，但专注方向有所不同：左脑更多集中于抽象思维、符号关系和对细节（尤其是时间关系）的逻辑分析，语言、写作和算术是它的强项；而右脑擅长具象思维、空间意识和对复杂关系的理解，能更好地识别旋律、声音和语调。

半个多世纪前的这些发现，打破了此前人们一直以为左脑是统治脑的错误认识，也让斯佩里获得了 1981 年的诺贝尔生理学或医学奖。而且他的工作也让一个观念深入人心，那就是人的语言中枢通常处于左脑。

不过近年来，随着大脑可塑性方面研究的推进，故事走向又发生了转变。有越来越多的证据显示，负责语言加工的皮层区域不是只会在大脑左半球发育起来。

事实上，这一被称为"大脑偏侧化"的现象，是我们从成人身上发现的，而对于幼年孩童来讲，即使大脑其中任意一边受到损伤都几乎不会导致语言功能的障碍。即使控制语言能力的左脑严重受损，许多患儿的语言能力仍能得以恢复。

这些事实表明，语言在生命的早期曾分布于两个半球。2020 年，美国乔治城大学医学中心的研究者艾莉莎·纽波特博士等人利用功能磁共振成像，在一群 4~6 岁的孩子大脑中清晰地发现他们同时使用左右两个大脑来处理语言理解任务。而年龄越长的组别中，右脑被语言激活的程度越低，这是迄今为止关于语言中枢在成年过程中被分化的最确切证据。

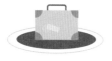

28

肠道细菌"移民"大脑

还记得弓形虫吗？我们在前面讲到，它藏在一些人的大脑里，没有特殊情况的话，也能和肌体相安无事很多年。

不过，弓形虫可不是唯一能寄居在这个看似严丝合缝的人类器官中的外来微生物。2018年，阿拉巴马大学伯明翰分校神经解剖学家罗莎琳达·罗伯茨的团队又发现了至少三大类微生物，它们来自拟杆菌门、变形菌门和厚壁菌门。这是个无心插柳的发现，最初，研究者们的工作是观察死亡不久的新鲜人脑组织切片，以找出健康人与精神分裂症患者之间的差异。电子显微镜下一些不明真相的杆状物引起了观察者的兴趣，尽管不是第一次出现，但显然它们原本不属于脑组织。

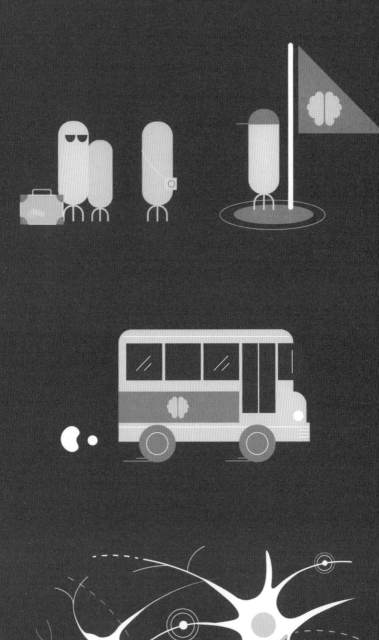
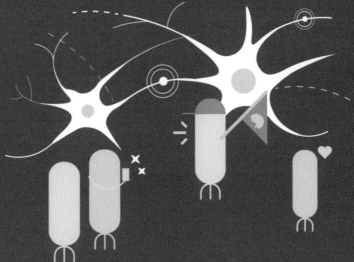

通过向其他学科的专家咨询，罗伯茨了解到，这些是细菌，通常较多发现于人类的肠道。谁也不知道它们是如何进入大脑的，一般来说，外来的有机物想要通过血脑屏障是一件相当困难的事情。血脑屏障是指人的脑毛细血管具有阻止某些物质（多半是有害的）进入中枢神经系统的结构。它由脑的连续毛细血管内皮及其细胞间的紧密连接、完整的基膜、周细胞以及星形胶质细胞端足围成的神经胶质膜。

这些细菌在黑质、海马和前额叶皮层中的聚集密度较大，纹状体中则较少，而且很有意思的是，它们的存在并未引起大脑中的免疫卫士——胶质细胞的不满，因为周边并未发现炎症迹象。总的来看，它们和神经元长在一起，相处得和睦友好。以至于罗伯茨发出了一个疑问：这些大脑微生物组是不是也会像肠道菌群那样，对大脑健康起到重要作用呢？这个大胆的猜想还有待后续研究来检验。

另一个可能是，它们还有着某些潜在危害。2017年，英国布里斯托尔大学的一个团队在阿尔茨海默症患者死后的大脑中，发现过高于正常水平的丙酸杆菌和棒状杆菌。

29

饿着饿着就不疼了

一个摇摇晃晃的顽皮孩子好奇地把手伸向了滚烫的热炉，钻心的疼痛虽使他迅速将手抽回，但是为时已晚，烫伤的手指传来的强烈灼痛感让他不假思索地把手指含进嘴里以降温缓解。

产生疼痛和缓解疼痛，是人类在漫长演化中形成的两项重要生存技能。作为激起机体防御性反应的最为重要的感觉，疼痛存在的意义，是使得动物能够在险象环生的自然丛林中趋利避害。但如果疼痛一直持续下去，会带来难以忍受的折磨，可能令人发疯。疼痛涉及复杂的大脑神经信号通路，迄今为止，科学家们也只窥探到其中的一部分，并不知全貌。但是在这个过程中，发现了很多和缓解疼痛有关的有趣现象。

比如 2009 年，当时还在中山大学的周欣悦博士和来自美国明尼苏达大学、佛罗里达大

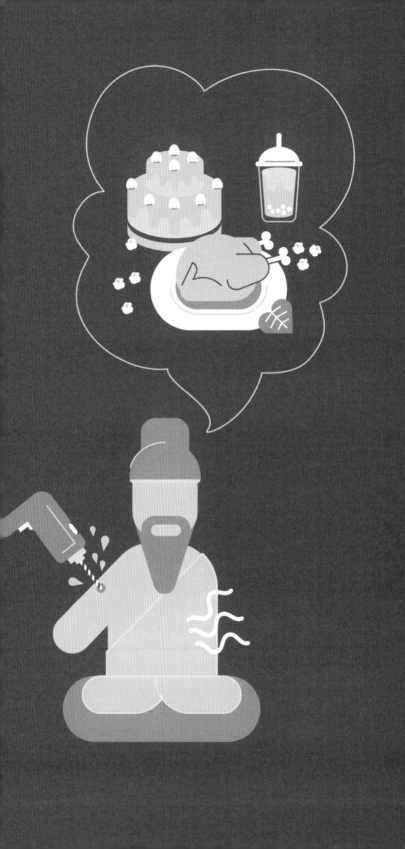

学的合作者们发表文章称：数数钱，就能够缓解人生理上的疼痛感。

2010 年，斯坦福医学中心疼痛管理部的肖恩·麦基等人发现，在观看心上人照片时，人对疼痛的反应会大大减轻，这种镇痛作用与一些奖励加工区域的活动增加有关，这些区域包括尾状核、伏隔核、眶额叶外侧皮质、杏仁核和背外侧前额叶皮质；而在次年，牛津大学著名演化生物学家罗宾邓巴教授的团队还提出，大笑可以促使内啡肽的释放，因而增加人们对疼痛的承受力。

2018 年，宾夕法尼亚大学艺术与科学学院生物学助理教授尼古拉斯·贝特利等人的一项研究结果，又为镇痛疗法的开发提供了新思路，那就是饿着。在实验中，当抑制小鼠 24 小时内的进食时，它们的神经回路对于慢性炎症疼痛的反应模式出现了与正常小鼠显著的差异，敏感度和反应强度大大减弱，效果与服用吗啡等止痛药物相似。

并且研究人员进一步确定了，这是由饥饿选择性激活、控制下游痛觉感知力的 AGRP 神经元产生的抑制作用。最神奇的是，在大脑数百亿计的神经元和错综复杂的神经通路中，仅仅由数百个神经元和一种神经递质 NPY，就能够整合饥饿和疼痛这两种原本独立的感觉。在未来，这项研究或许能为更多挣扎在慢性疼痛深渊边缘的患者带去福音。

30

温暖比寒冷更甜蜜

在冰河期吃了太多苦头的人类，对于温暖的渴求深深根植于身体之中，而热量的获取很大程度上会影响我们的感觉和行为。2008 年，耶鲁大学社会心理学家约翰·巴格的团队发现，喝完一杯热咖啡的人比喝完一杯冰咖啡的人对陌生人更友好，这被称为"热咖啡效应"。

如果你是一个甜食爱好者，可能也注意到过一个现象，无论是香蕉派苹果派，还是热巧克力，都在热的时候更甜，一旦凉了之后就显得没那么甜了。这是为什么呢？

2018 年，加州大学圣巴巴拉分校分子、细胞和发育生物学系的教授克雷格·蒙特尔的团队在果蝇身上探究了这一现象的机制。研究团队早就发现，这种小生物的嘴简直和人的一样刁，在 23 摄氏度的条件下，对甜食要比在 19 摄氏度的条件下感兴趣得多。

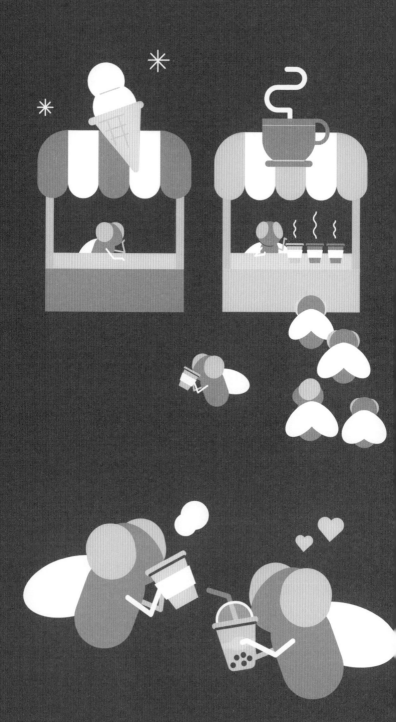

尽管发生了这一行为上的改变，研究人员却并未检测到果蝇感知甜味神经元的活动存在差异，于是他们猜想，一定是温度影响了其他类型的细胞，进而间接影响了对糖的消费倾向。

　　通过钙离子成像和电生理记录发现，一种叫做 Rh6 的视紫红质蛋白质是引起这种现象的关键所在。视紫红质由视蛋白和视黄醛组成，是大多数脊椎动物视网膜杆细胞中亮紫红色的光敏视色素，具有一定的光谱吸收特性。在过去几年中，这个团队已经将视紫红质与视觉以外的多种其他感官联系起来，这一次又发现了它与化学口味之间的联系。

　　在果蝇身上，苦味受体神经元能表达 Rh6，Rh6 在低温时会激活神经元，使得果蝇觉得甜食变得不那么适口。此外，低温也会激活它们身上的机械感觉神经元，产生一种"遇到硬家伙不好啃了"的感觉。这种在寒冷时不吃或少吃东西的倾向，蒙特尔怀疑是因为新陈代谢变缓所致。温度也会极大地影响果蝇的繁殖周期，从 25 摄氏度降至 18 摄氏度，蝇卵变成成年蝇所需时间就会增加一倍。

　　当然，也会有人说，可我怎么就那么喜欢吃冰激凌之类的甜食呢？据猜测，这一点很有可能是因为食物的颗粒度变化引起的喜好。

31
脑电波磁感应哪家强

地球生命之所以会存在，很大程度上依赖于我们有着一个从地球内部一直延伸到外部、强度为 0.25~0.65 高斯的磁场。从 20 世纪 80 年代以来，科学家们分别确定了细菌、原生生物、鸟类和哺乳动物身上具有的磁感应，也就是它们对地磁场的感知。

在一些迁徙和归巢动物身上，这种感知是非常有用的。但绝大多数人在日常生活中不会感觉到自己处于磁场之中。对此有两种解释：第一种可能是我们已经失去了某个祖先的感官系统；第二种可能是这个系统不涉及有意识的神经活动，无法被我们察觉。

这个问题一直争执不下，最终在 2019 年，美国加州理工学院计算机与神经系统博士康尼·王等人利用一种新型法拉第笼，给出了明确的答案。

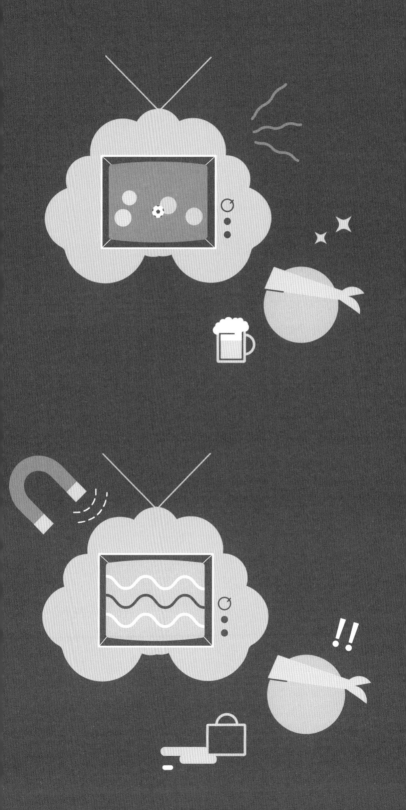

在这个包括一组三轴线圈的测试笼里，研究者一边用脑电图监视被试者的脑电波，一边操纵仪器使得磁场发生变化。虽然被试者本人没有任何感觉，但脑电图中已显示 α 波明显减少，转换成了典型的 α – ERD 模式——这是大脑突然发现并处理一种感官刺激时才会出现的模式。此现象并非大脑中无根由陡然"冒出的想法"，而是大脑已经"关注"到了磁场方向的意外变化。

这也是首个神经科学层面的证据，证明除某些动物外，人类也能感受到地磁场。

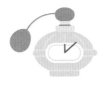

32

你的气味，我的记忆，可不可以都重来

　　一个世纪之前问世的小说《追忆似水年华》，如今被神经科学家们认为是一部探讨记忆方式的小说。马赛尔·普鲁斯特不断修改和增补他笔下的这部作品，乃至于活着的时候都没看到过这本书完整地被印出来。借助无意识联想，他在其中搭建了一个不可靠的记忆之城。其中最有名的例子，是第一卷《去斯万家那边》中讲到的玛德琳蛋糕。

　　在礼拜天上午，当"我"去给莱奥妮姑妈请安时，她就会把蛋糕浸泡在茶水或椴花茶里给我吃。浸在茶中的玛德琳蛋糕成为"我"开启记忆的按钮，再次回味起旧时的感受。多年以后，尽管已经记不起它的模样，但只要闻到那味道，往日就会重回眼前。

和普鲁斯特一样，在闻到熟悉的气味时，我们常常会被某种记忆瞬间点燃：这个像小时候妈妈给我买的面霜，那个就是我第一次去打针时的药水……一切都那么自然而然，但很少有人会去追问，为什么气味和记忆会有如此强烈的联系。

　　时至今日，关于记忆形成的基本机制一直存在争议。传统的系统整合理论指出，我们最初的记忆依赖于海马体处理，其中充斥着林林总总的细节。而海马体对记忆只是暂时存储，随后就会投射到前额叶皮质，再由前额叶将记忆分布式存贮到大脑皮层。记忆最终独立于海马体而存在，而许多记忆中的细节在这个复杂转化过程中会被遗失。

　　这套理论能够合理地解释为什么随着暮去朝来、寒暑易节，我们的记忆会变得逐渐模糊，以及为什么海马体一旦受损，记忆的桥梁就会坍塌，患者便无法形成新的短期记忆，但旧时记忆却完好无损。电视剧中我们看到的无法记起过去的失忆人士，则是前额叶皮层受到损伤。

　　不过，认为这套理论并不全面的人，正是从气味角度提出质疑：为什么当海马体处理新鲜信息（气味）时，还会触发与人物、地点、事件等等相关联的早已沉睡的记忆？

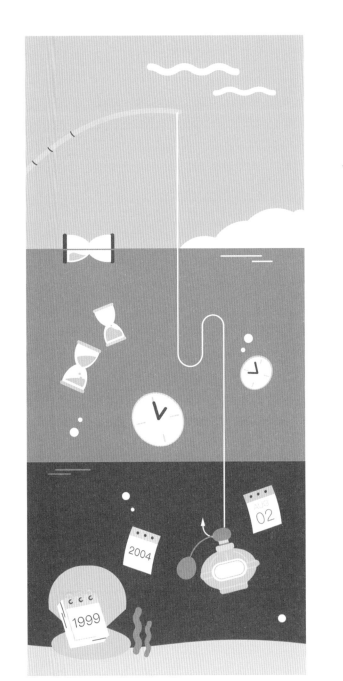

为了解决这一困惑，美国波士顿大学的神经科学家史蒂夫拉米雷斯团队进行了相关实验——给两组老鼠分别制造出和气味有关联/无关联的恐惧记忆。实验过程是在一个特殊容器里对老鼠施加不足以伤害机体但足以引起惊惧的电击。在电击期间，让气味组老鼠嗅到杏仁味，无气味组老鼠不会嗅到任何气味。次日，研究人员再将所有老鼠放回同一个容器内，气味组老鼠再次闻到杏仁味，无气味组老鼠仍嗅不到气味。两组老鼠在没施加电击的情况下，海马体都呈现出明显被激活的表现，这充分说明它们仍记得前一天的悲惨遭遇。

两组老鼠在实验初期的回忆过程中海马体都呈现出明显被激活的表现，这能充分说明它们记得前一天受到过电击，这一点是符合系统整合理论的。20天后研究人员对它们又进行了一次同样的记忆唤起实验，发现无气味组老鼠的恐惧记忆已转移到前额叶皮层，符合系统整合理论。而气味组老鼠的海马体中仍有明显的神经活动。

这项研究表明，哪怕记忆斑驳，貌似被大脑封存，海马体仍可以在某个契机下将其重新"上线"。气味作为记忆的"引子"可以制造出这样的契机。这对我们控制或改变记忆带来了想象空间。许多心理或药物治疗创伤后应激障碍（PTSD）的方法都是要先触发起那段回忆，才能有效地进行记忆抑制或缓和。气味作为一项完全可控的环境因素，有可能为PTSD、抑郁症和焦虑症患者提供个性化治疗。

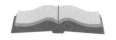

33
是真的，躺着就能学习

　　著名反乌托邦小说《美丽新世界》中，阿道司·赫胥黎描述了一个高度发达的未来社会，有着种种人类梦寐以求的魔法科技。其中第二章就讲到了一种"睡眠教学法"。

　　一个叫作鲁本的小男孩，因为在梦里听到了萧伯纳的长篇演讲，醒来就能一字不落地背诵，由此启发科学家去开发这个方向的应用。但最开始他们走错了路子，希望用这种方式来进行智识教学，结果无功而返，因为接受训练的孩子只能完整地叙述听到过的内容，却并不知道它的逻辑含义。

　　然而后来，这个方法被证明在阶级意识和道德灌输方面有着极好的效果，于是得到大力推广。

赫胥黎的这段灵感来自于巴普洛夫的实验，正如育婴室的命名都采用了"新巴普洛夫制约室"。多年以后的今天重温他笔下的这段情节，依然会为其中卓绝的远见所折服，这位现代思想的引领者，是如此洞悉意识形态宣传在潜移默化中的功用。

然而现代研究者们的确也很想知道，睡眠学习在现实中是否具有现实中的可行性。20世纪90年代中期，在研究空间学习时有人发现，熟睡的啮齿动物大脑进入慢波睡眠期后，海马中有一种特殊类型的神经元会被顺序激活以编码记忆，这成了后续研究的一个基础。

2007年，来自德国吕贝克大学和汉堡埃彭多夫大学医学中心的两个研究小组让一群青年人执行一项计算机游戏任务，答对时会往他们鼻子中喷洒玫瑰花味的香水，而后被试者将小睡一会儿，其中一些人继续接受香水的刺激，而另一些人不会闻到相应气味，结果发现，慢波睡眠中闻到花香的人在醒来后，游戏表现会好于没有闻到花香的人。2012年，美国西北大学的神经科学家证实在钢琴新手睡觉时反复播放某段旋律，醒来之后他们弹错的地方会减少。

不仅仅是打游戏和学音乐，在语言学习中，睡眠大法也能发挥它的神奇功效。

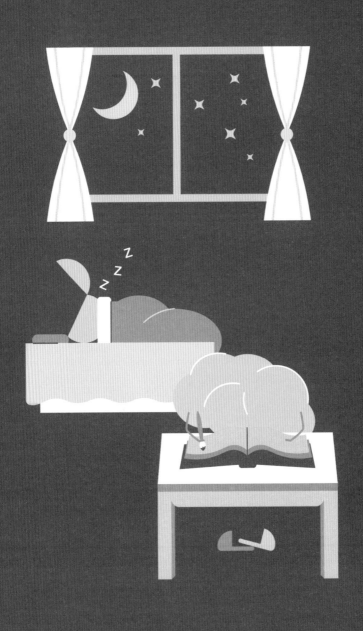

2014 年，瑞士苏黎世大学和弗里堡大学进行的一项研究表明，给母语为德语的学生在睡觉时播放睡前刚学习的荷兰语单词后，他们能更好地记住这些单词。甚至，2019 年来自瑞士伯尔尼大学心理学研究所的马克·阿兰·祖斯特等人的一项研究证明，哪怕是给被试一些伪造的单词，通过睡眠学习，他们也能更好地记住单词的"含义"。研究者认为，睡眠期间无意识编码与后续唤醒学习之间的实际关联，最终将取决于首次睡眠编码的效果。

34

饮者未必留其名，只是大脑变小了

考古发现最早的酿酒证据可追溯到 7 000 年前，也就是说，我们新石器时期的祖先们已经了解到了这种饮料不可言说的美妙。除去能给人带来快乐，在人类生活的早期，酒也是一种重要的杀菌消毒剂，甚至在现代社会，也一样重要，只不过我们把它萃取为更纯正的酒精来使用。

一些和酒有关的说法，背后实际上反映了某一阶段对酒的科研进展，其中最有名的是"法国悖论"和"亚洲脸红"。

"法国悖论"一词开始进入公众视野，源于 1980 年《柳叶刀》上的文章《中年法国人中的冠心病：巴黎前瞻性研究、七国研究和联合项目的比较》，其中数据指向了一个很早就被注意到的事实，尽管法国人的饱和脂肪摄入量很高，但该国冠心病的发病率很低，这很有可能是他们经常饮用葡萄酒的缘故。

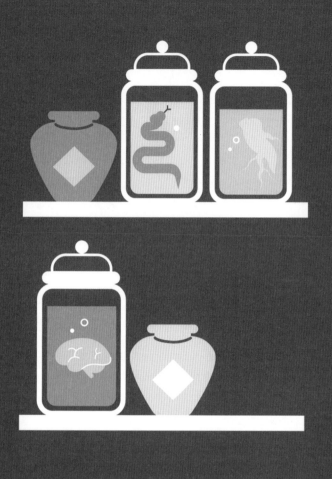
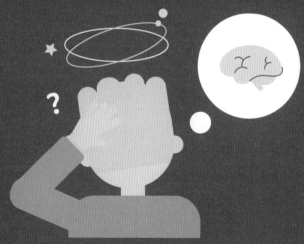

"亚洲脸红"一词则是 2009 年在《公共图书馆·医学卷》上首次被正式提出,相关论文本来的目的是探讨饮酒导致食道癌的风险,但其中做了一个统计发现,约 36% 的东亚人会对喝酒表现出脸色潮红的生理反应,这是因为缺乏乙醛脱氢酶基因所导致的,当然这种基因型的人患食道癌的概率也会更大。

关于"法国悖论"的争议是比较大的,不同研究指出,在法国还有很多其他因素同样有可能降低心血管疾病的发病率,比如他们的饮食结构相比其他很多欧洲国家而言都更健康。

近年来,关于酒对大脑的影响成了新的关注点。一些研究者认为,葡萄酒中的白藜芦醇和多酚对于延缓大脑的老化具有正向作用,它们提供多种神经保护作用,能够降低人们患上阿尔茨海默症和帕金森综合征的可能性。

但反对这种看法的研究者也大有人在,2017 年《英国医学期刊》上,牛津大学和伦敦大学学院的团队追踪了给白厅工作的 10 380 名英国公务员 30 年来的酒精摄入量,并对其中 550 名进行抽样测试,评估他们的语言流畅性和短期记忆能力,此外还结合了大脑磁共振扫描,测量指标包含他们的海马体萎缩、白质微结构和灰质密度,发现参与者饮酒越多,大脑退化就越明显。这项研究甚至否认了适度少量饮酒的保护作用。

2019 年春季，在线期刊 eNeuro 上的一篇文章进一步指出，慢性饮酒会减慢青少年和年轻非人类灵长类动物的大脑发育。

实验内容是对 71 只自愿摄入含酒精或食用乙醇饮料的恒河猴进行磁共振成像，持续跟踪测量它们大脑的生长状况，并通过精确测量其酒精摄入量、饮食、日常作息时间等，将其他易混淆实验结果的因素排除，最终得出，对于一个重度饮酒者（每公斤体重摄入 1 克）来说，这会使大脑生长速度每年降低 0.25 毫升。而对于人类的研究是基于未成年饮酒者的自我报告，最终也确认了饮酒和大脑受损有关，并且目前还不知道所受损伤在戒酒后是否可以逆转。

事实上，现代研究越来越趋向于认为，饮酒对健康有百害而无一利。2018 年，《柳叶刀》发表了迄今最大的一项和饮酒人群相关的流行病学调查，通过评估 1990 年至 2016 年期间来自 195 个国家和地区的数据，结论为，最安全的酒精摄入量是 0。

这个调查中还有一个数据十分刺眼，中国 15 岁至 49 岁的人群中，无论男性还是女性，饮酒死亡数量都稳居世界第一，而且超出第二名的幅度远远大于总人口数的比率差异。

35

记忆橡皮擦，擦去毒瘾

伦敦的阴雨让 20 岁的托马斯·德·昆西失去了耐心，为了对付自己的风湿性疼痛，1804 年秋天，一个又湿又冷的下午，他第一次向一个普通药剂师讨要了鸦片酊，从此打开吸食的天堂，"它能使所有主动或被动的感官都达到平静和平衡"。

这位最终写下惊世骇俗"自白"的鸦片使用者，绝不是人类历史上第一位因为想要摆脱痛苦而陷入成瘾深渊的个体。苏美尔人在公元前 3 000 年就开始种植罂粟，荷马《奥德赛》中提到一种抵抗悲伤的药水，被很多学者认为是鸦片。

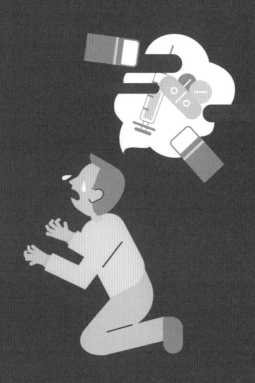

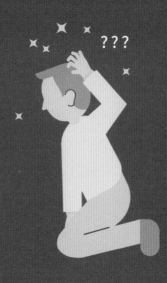

只不过，所有诸如鸦片的成瘾性物质，可卡因、海洛因……能给人解决多少痛苦，就一定能加倍奉还更多的痛苦，并且难以摆脱。如果列举人世间最难做到的事情，戒毒必定居其一。对于那些意志薄弱的人来说，哪怕一次戒断成功了，也还有无数次复吸在后面等着。

一些科学家致力于用擦除记忆的方式来帮助瘾君子。这种方法借鉴了先前在恐惧记忆研究中摸索出的灭绝大法：通过创建具有相似环境元素的新的非恐惧记忆，让它们与原始恐惧记忆进行竞争并最终胜出。

举个简单的例子，如果你曾经被猫咬伤，那么让你不再害怕猫的最好办法，就是把你置于一个有猫的环境，但这些新的猫不会咬人，久而久之，你的恐猫之情就会消弭。对此，神经科学给出的解释是，人的前额叶皮层中有一个小区域，其中的神经元活动受到严格的表观遗传控制，通过腺苷修饰可以增加某些基因的活性，从而促进恐惧消退记忆的形成。

如果在戒毒中，采用同样的思路，让那些具有毒品依赖的人处于和毒品吸食有关的环境中却无法摄取，也有助于他们"擦去"这段记忆。

在这个领域内，中国科学家的工作非常出色。2012 年，北京大学中国药物依赖性研究所所长陆林团队，最先找到了记忆触发和记忆消除之间有一个窗口期。他们在老鼠身上的实验表明，窗口期为 10 分钟的效果最佳，而超过了 6 小时的话，将不再会有明显效果。

同一团队的后续研究发现，这是通过调节杏仁核中一个叫作 AMPA 的受体的内噬而起到的作用。而在 2020 年，深港脑院内尔神经可塑性诺贝尔奖实验室的朱英杰团队发现了毒品记忆形成、提取和持续的过程中被激活的两条神经通路，分别是丘脑室旁核到杏仁核和丘脑室旁核到伏隔核，通过光遗传学手段对这两条神经通路进行调节，能够有效地阻止已经成瘾的老鼠"复吸"。

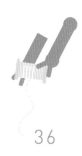

36

传说中的读脑术，读出你的意念

著名英国物理学家史蒂芬·霍金因为罹患运动神经元方面的疾病，很早就失去了行动能力。后来，更是连讲话也变得非常困难。虽然他有一套由脸颊肌肉激活的语音产生装置，但这种技术依然需要通过细微的脸部动作控制屏幕上的光标，来选择字母或单词，速度非常之慢。许多人会感慨，为什么不能直接从大脑读取呢？

事实上，人类首次从大脑信号中解码语言已经是 10 年之前，只是文字转译的准确性和速度迄今仍远低于我们的自然语言，这一点可能要借助目前日益发展的脑机接口技术来改进。2020 年初，美国加州大学旧金山分校神经外科医生爱德华·张的团队率先发表了在这方面的进展。

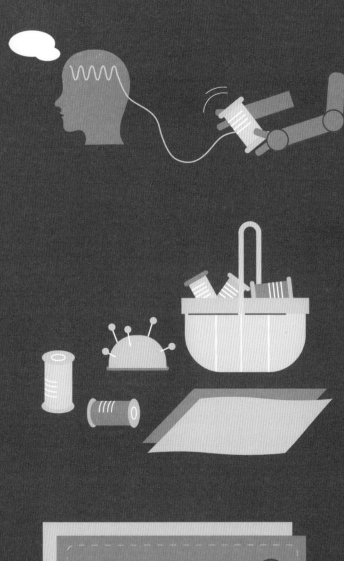

这项实验非常巧妙地找到了四位已经植入电极的癫痫患者。电极原是用于采集记录他们脑皮层活动期间发生的电脉冲，以便监测患者们的身体状况引起的癫痫发作。并且研究人员在得到允许的情况下，对患者们进行了一项附带实验：让他们重复朗读一些设定好的句子，同时通过电极记录下大脑活动，再将这些数据输入一个神经网络，根据实验的音频记录，分析与特定语音特征（如元音、辅音或口型）对应的脑活动模式。

随后，他们用另一个神经网络，仅仅基于阅读时的脑皮层特征，解码了被反复阅读的30~50个句子。最佳纪录是，这个系统只产生了3%的单词错误率（人类语音转录错误率是5%）。这些误判的例子包括："博物馆每天晚上雇佣音乐家"被转译为"博物馆每个昂贵的早晨雇佣音乐家"，"蛋糕的一部分被狗吃了"被转译为"蛋糕的一部分是饼干"。在误差最大的情况中，"她穿着保暖的羊毛工装服"被解释成"绿洲是海市蜃楼"，也是很有趣了。

虽然这个系统目前只录入了有限的大约250个单词的皮层特征，但总体而言，它的解码的最佳状态与专业的人类语音转录系统不相上下。尽管还有许多障碍，但不远的将来，随着这个系统的逐渐完善，会帮助更多丧失语言能力的人"开口说话"。

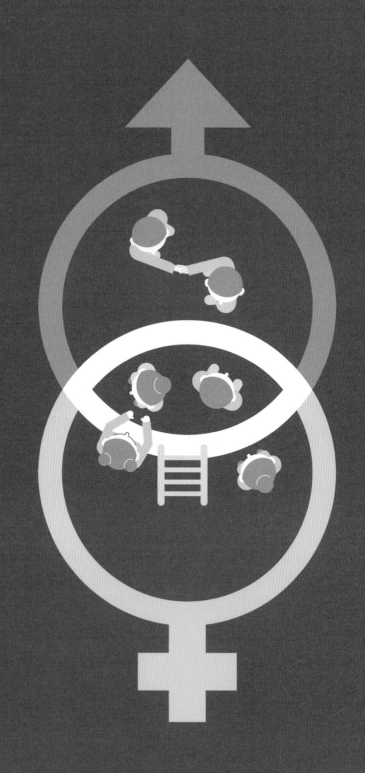

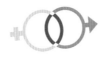

37
跨性别者的大脑有何不同

早期的主流观点认为，决定女孩和男孩之间的行为差异是我们的教育规范，通过"行为治疗"能够清除某个人身上的性别认同障碍。后来，越来越多无法调和的性别焦虑者促使科学界重新考虑这一问题。英国男演员"小雀斑"埃迪·雷德梅恩在《丹麦女孩》中扮演的莉莉·艾尔伯，就是历史上第一个变性者。1931 年她在德国接受首次手术，之后两年内又接受了 5 次手术，最终死于并发症。

20 世纪 80 年代，有人提出了一个引人注目的发育不匹配假设：在子宫内，生殖器的性别分化与大脑的性别分化是分开的，这就使得身体和思想有可能会朝向两个不同方向发展。

性别认同领域的神经科学先驱、荷兰神经科学研究所的迪克·斯瓦伯的团队在 1995 年发表了一项研究，通过对 6 名已故变性女性的大脑进行检查，认为她们的终纹床核中央亚区的大小与顺性别女性更接近，这个亚区是前脑中对性行为很重要的性二型区。2000 年，他们报道的另一项研究还发现，跨性别女性与对应的顺性别者在该区域的某一类神经元从数量上来说更接近。

不少后续研究都倾向于认为跨性别者大脑的特征介于两种性别的典型特征之间。这些被认为是发育不匹配假说的证据支持。不过，也有不少科学家不认同这种解释。

2011 年，瑞典卡罗林斯卡学院的神经科学家伊万卡·萨维奇和一位同事发现，跨性别女性的丘脑和壳核这两个大脑区域比顺性别女性更小，整体灰质体积更大，但以上差异并非出于性别差异，而是来自对身体感知的不同——磁共振成像显示，那些每天早上醒来都会觉得"这个身体是我的，但不是我"的焦虑者们，调节自我的网络和调节自己身体的网络之间的连接更弱。

就像人类经验的许多方面一样，性别背后的神经机制很大程度上仍是一个谜。虽然研究人员已经记录了顺性别者和跨性别者大脑的一些差异，但关于性别的确切神经信号还没有被发现。而这才是这个领域面临的真正挑战：不仅仅是阐明性别焦虑症的基础，还要阐明性别本身的基础，从系统发生学以及演化论的角度，来解释清楚为什么世界上会有"他"和"她"。

38

你的奇怪艺术品味是怎么形成的

这世界上有很多人不明白杰夫·昆斯有什么特别的，但他的作品就是能卖出天价，我朋友圈里的小明画的水彩明明很好看，但他连艺术家都算不上。为什么我们对美的感知差异如此之大？

针对这个大多数人都很迷的问题，加州理工大学的计算机科学家饭谷清仁等人开发了一个算法框架，想看看能否从视觉图像的基本构成要素中预测出人们对视觉艺术的偏好，以了解人脑如何构建美学价值。他们在众包任务网站、亚马逊的土耳其机器人上邀请了 1 300 多名志愿者，对来自印象派、立体派、抽象艺术和色域绘画这四种西方艺术流派的 825 幅画进行评分。

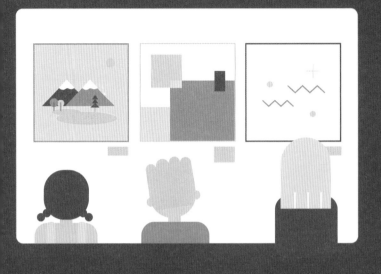

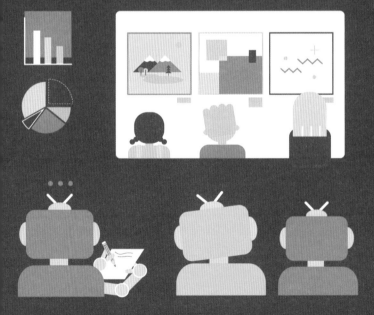

随后，研究人员通过线性特征求和模型，揭示了数据点之间的连接方式，他们发现志愿者可以分为三组：一组喜欢具体、清晰的图像，一组喜欢动态图像，一组更喜欢抽象艺术。同一组人喜欢的绘画在某些视觉特征上是一样的，而这些特征分为两类："低级"特征是图像的固有特征，比如对比度和色相，"高级"特征需要人为解释，比如绘画引起的情感。如果对算法继续训练，它就可以分析一幅新画的特征，并准确地预测一个人会喜欢哪些作品。

在另一个实验中，研究人员邀请 6 名志愿者来实验室中观看 1 000 张画作，同时使用磁共振扫描这些人的大脑，观察视觉皮层如何将低级特征与高级特征整合在一起，并在之后进入价值判断相关的大脑区域，从而使人形成对画作的整体看法。他们还试着把画作换成照片进行重复实验，通过训练，算法也一样能很好地对志愿者进行喜好预测。

由此看来，人类对艺术的偏爱并没有多么特别，至少可以部分地解释为，不过是对图像基本视觉特征进行系统性神经整合的产物。

39

幻听，也可以拿来鼓励自己

幻听是一种环境中没有相应物理刺激、人却能"听到声音"的主观体验，它通常会和听到真实的声音一样生动。科学家认为，它很可能是初级听觉皮层上异常的神经元活动引起的，这些活动对内部处理产生的激活过于敏感，而对外部刺激的反应较弱。

实际上，有很多人都会有在内心中跟自己说话的习惯，这被称作"内部语言"。2017 年，新南威尔士大学心理系教授托马斯·惠特福德提出了一个观点，幻听在某种意义上，是大脑无法有效分辨这些"内部语言"来源时所产生的现象。

幻听并不是只会在患有精神疾病的人身上发生，普通人也有可能出现幻听，只不过频次非常低而已。不过好消息是，并不是所有的幻听都有负面意义。

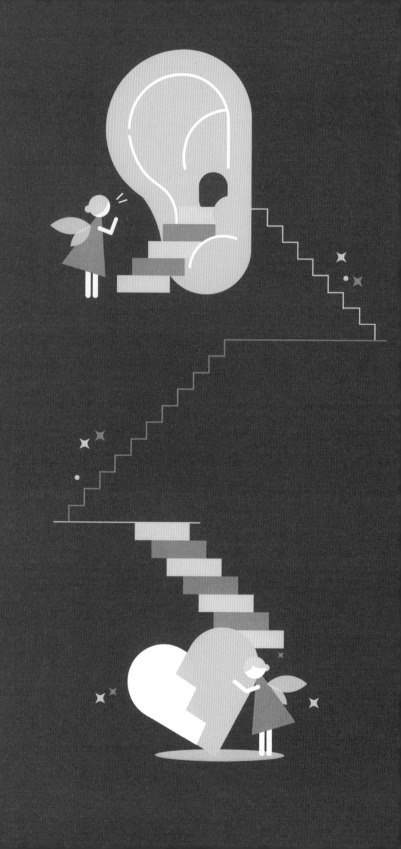

就在同年，英国曼彻斯特大学的临床心理学家菲利波·瓦雷泽发表的另一篇论文指出，幻听是否带来痛苦与"听到"的内容是否与个人目标相冲突相关。

在他们的研究中，大部分有心理健康问题的幻听者会认为听到的声音阻碍了自己去实现目标，但也有部分幻听者发现，这声音有助于实现自己的重要目标，因此是生活中愉快和有建设性的一部分。

40
现实版"缸中之脑"

大约 400 年前，笛卡尔在他的《第一哲学沉思录》中提出了一个认识论的经典概念：恶魔。

想象一个怀着极大恶意和无所不能的存在，能够以囊括一切的幻觉来全面地欺骗人类。从而我们以为实在的事物，包括天空、空气、地球，及事物特征，包括颜色、形状、声音……都只是这场幻觉的产物。那么我们如何相信自己真正拥有手、眼、皮肤和其他感官？

这个恶魔的现代版本，是 20 世纪分析哲学家希拉里·普特南口中的"缸中之脑"，科幻电影《黑客帝国》中的主角尼奥选择吞下了红色药丸，知道了真相：他只是一具浸泡在液缸里的躯体，全身插满电线和管子，母体通过这个装置来控制他，还有那些和他一样被浸泡的人。

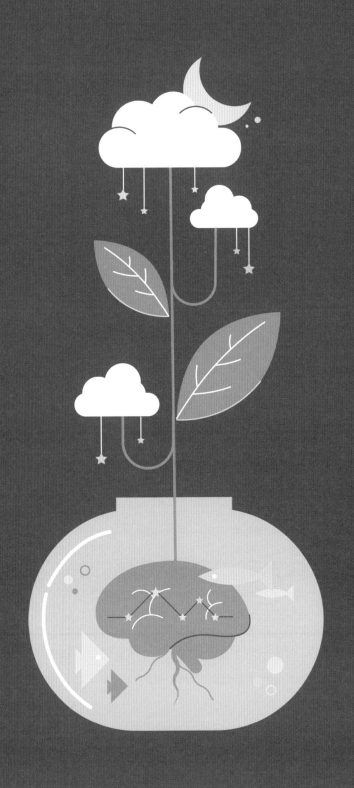

如何解除这份被支配的恐惧？笛卡尔曾说，保持怀疑，并相信我们一定能找到检验幻觉的手段。

其实，我们可能已经接近拥有了最佳的检验手段，那就是——构造一个肉眼可见的"缸中之脑"。

为了可以直接观察人类神经元的活动，及它们相互之间的沟通方式，现代神经生物学的研究需要在实验室中使用模型，包括来自捐赠的活体组织、类器官和嵌合体等，帮助我们以前人无法想象的方式来了解感官和意识的产生过程。

利用诱导多能干细胞技术，科学家从成人的皮肤细胞分化出神经祖细胞，它们甚至能够自发地组装形成类似真实大脑的结构。这些曾被认为是不完美复制品的3D类脑器官，已经首次被发现具有独立意识的萌芽潜能。

加州大学圣地亚哥分校的一个团队，借助多通道微电极阵列，监测到了类脑器官的脑电波。他们声称：在培养28周后，这些真实存在的"缸中之脑"已经能够产生与早产婴儿极为相似的大脑电信号。

它们是在做梦吗？它们会疼痛吗？我们离回答笛卡尔的那个问题，还有多远？

参考文献

01

Henderson J Cleaves, et al. One among millions: the chemical space of nucleic acid-like molecules. Journal of Chemical, 2019.

02

Noemie Globus, Roger Blandford. The chiral puzzle of life. The Astrophysical Journal Letters, 2020.

03

Patrick F Chinnery, et al. Mitochondrial disorders overview. GeneReviews, 1993.

Carmen Sandi, et al. Mitochondrial function in the brain links anxiety with social subordination. Nature Reviews Neuroscience, 2015.

Iiris Hovatta, et al. Multi-omics analysis identifies mitochondrial pathways associated with anxiety-related behavior. Plos Genetic, 2019.

04

Gregor Mendel. Experiments on plant hybridization. Meeting of the Brünn Natural History Society, 1865.

Joe Nadeau. Do gametes woo? Evidence for their nonrandom union at fertilization.   Genet- ic, 2017.

05

Nick Lane. The unseen world: Reflections on Leeuwenhoek (1677) 'Concerning little animals'. Philosophical Transactionsof the Royal Society, 2015.

Antony van LeewenhoeckSource. Letter of the 9th of Octob. 1676. Here english'd: Concerning little animals by him Observed in rain-well-sea and snow water; as also in water wherein pepper had lain infused. Philosophical Transactions, 1677-1678.

Sarthak Misra. MagnetoSperm: A microrobot that navigates using weak magnetic fields. Applied Physics, 2014.

Hermes Gadelha, et al. Human sperm uses asymmetric and anisotropic flagellar controls to regulate swimming symmetry and cell steering. Science Advances, 2020.

06

Vivienne Souter, et al. A case of true hermaphroditism reveals an unusual mechanism of twinning. Human genetics, 2007.

Michael Gabbett, et al. Molecular support for heterogonesis resulting in sesquizygotic twinning. 2019.

07

Luis M. Escudero, et al. Scutoids are a geometrical solution to three-dimensional packing of epithelia. Nature Communications, 2018.

08

Alon A. Gorodetsky, et al. Cephalopod-inspired optical engineering of human cells. Nature, 2020.

09

Nathaniel Hoyle, et al. Circadian actin dynamics drive rhythmic fibroblast mobilization during wound healing. Science Translation Medicine, 2017.

Cathy Wyse, et al. Seasonal and daytime variation in multiple immune parameters in humans: Evidence from 329,261 participants of the UK Biobank Cohort. 2020.

10

Atsushi Tero, et al. Rules for biologically inspired adaptive network design. Science, 2010.

Robert H. Insall, et al. Seeing around corners: Cells solve mazes and respond at a distance using attractant breakdown. Science, 2020.

11

Albert R. Zinka, et al. Complete mapping of the tattoos of the 5 300-year-old Tyrolean Iceman. Journal of Cultural Heritage, 2015.

Bernard Malissen, et al. Unveiling skin macrophage dynamics explains both tattoo persistence and strenuous removal. Journal of Experimental Medicine, 2008.

12

Marc Vendrell. SCOTfluors: Small, conjugatable, orthogonal and tunable fluorophores for in vivo imaging of cell metabolism. Angewandte Chemie, 2019.

13

Jonas Frisén, et al. Retrospective birth dating of cells in humans. Cell, 2005.

Ratan Bhardwaj, et al. Neocortical neurogenesis in humans is restricted to development. PNAS, 2006.

Jonas Frisén, et al. Dynamics of cell generation and turnover in the human heart. Cell, 2015.

Martin Hetzer, et al. Visualization of long-lived proteins reveals age mosaicism within nuclei of postmitotic cells. The Journal of Cell Biology, 2019.

14

Susan Bailey, et al. The NASA Twins Study: A multidimensional analysis of a year-long human spaceflight. Science, 2019.

15

Richelle H. Concio. Last man to walk the moon warns about moon dust allergy. The Science Times, 2019.

Bruce Demple, et al. Assessing toxicity and nuclear and mitochondrial DNA damage caused by exposure of mammalian cells to lunar regolith simulants. Geoheath, 2018.

16

Douglas Hanahan, et al. Synaptic proximity en-ables NMDAR signalling to promote brain metas- tasis. Nature, 2019.

17

Matt Trau, et al. Tracking extracellular vesicle phenotypic changes enables treatment monitoring in melanoma. Science Advances, 2020.

18

Thomas Luckey. Introduction to intestinal microecology. The American Journal of Clinical Nutrition, 1972.

Shai Fuchs, Ron Milo, et al. Revised estimates for the number of human and bacteria cells in the body. Plos Biology, 2016.

19

Svante Pääbo,et al. A neanderthal sodium channel increases pain sensitivity in present-day humans. Current Biology, 2020.

20

Dan Dediu, Robert Ladd, et al. Linguistic tone is related to the population frequency of the adaptive haplogroups of two brain size genes, ASPM and microcephalin. PNAS, 2017.

Patrick Wong, et al. ASPM-lexical tone association in speakers of a tone language: Direct evidence for the genetic-biasing hypothesis of language evolution. Science Advances, 2020.

21

Joanne P Webster. The effect of Toxoplasma gondii on animal behavior: Playing cat and mouse. Schizophrenia Bulletin, 2007.

Kevin D Lafferty. Can the common brain parasite, Toxoplasma gondii, influence human culture?. Proceedings of the Royal Society B: Biological Sciences, 2006.

Fuller Torrey, et al. Is childhood cat ownership a risk factor for schizophrenia later in life?. Schizophrenia Bulletin, 2015.

Anita Koshy, et al. Neurons are the primary target cell for the brain-tropic intracellular parasite toxoplasma gondii. Plos Pathogens, 2016.

Ivan Rodriguez, et al. Neuroinflammation-associated aspecific manipulation of mouse predator fear by toxoplasma gondii. Cell Reports, 2020.

22

John M. Hull. Touching the rock: An experience of blindness. SPCK, 1990.

Michael Beauchamp, Daniel Yoshor, et al. Dynamic stimulation of visual cortex produces form vision in sighted and blind Humans, Cell, 2020.

23

I-Wen Chen. In vivo submillisecond two-photon optogenetics with temporally focused patterned light. The Journal of Neuroscience, 2019.

24

Kimberly A. Jameson, et al. The veridicality of color: A case study of potential human tetrachromacy. Glimpse, 2015.

Gabriele Jordan, et al. The dimensionality of color vision in carriers of anomalous trichromacy. Journal of Vision, 2010.

25

David G. Kline. Silas weir mitchell and " the strange case of george dedlow". Journal of Nuerosurgery, 2016.

V.S. Ramachandran, D. Rogers-Ramachandran. Synaesthesia in phantom limbs induced with mirrors. Proceedings of the Royal Society of London B, 1996.

26

Nigel P. Smart. Cryptography made simple. Information Security and Cryptography, 2016.

Eva L. Dyer, et al. A cryptography-based approach for movement decoding. Nature Biomedical Engineering, 2017.

27

Roger Sperry. Hemisphere deconnection and unity in conscious awareness. The American psychologist, 1968.

Roger Sperry. Some effects of disconnecting the cerebral hemispheres. Science, 1982.

Elissa L. Newport, et al. The neural basis of language development: Changes in lateralization over age. PNAS, 2020.

28

Kelly Servick. Do gut bacteria make a second home in our brains?. Science, 2018.

Shelley J. Allen, et al. 16S rRNA next generation sequencing analysis shows bacteria in alzheimer's post-mortem brain. Frontiers in Aging Neuroscience, 2017.

29

Xinyue Zhou, et al. The symbolic power of money reminders of money alter social distress and physical pain. Psychological Science, 2009.

Sean Mackey, et al. Viewing pictures of a romantic partner reduces experimental pain: Involvement of neural reward systems. Plos One, 2010.

Robin Dunbar, et al. Social laughter is correlated with an elevated pain threshold. Proceedings of the Royal Society B, 2011.

Nicholas Betley, et al. A Neural circuit for the suppression of pain by a competing need state. Cell, 2018.

30

Lawrence Williams, John Bargh. Experiencing physical warmth promotes interpersonal warmth. Science, 2008.

Craig Montell, et al. Temperature and sweet taste integration in Drosophila. Current Biology, 2020.

31

Connie X. Wang. Transduction of the geomagnetic field as evidenced from alpha-band activity in the human brain. eNeuro, 2019.

32

Steve Ramirez. Odor modulates the temporal dynamics of fear memory consolidation. Learning Memory, 2019.

33

Kerri Smith. Rose-scented sleep improves memory. Nature, 2007.

Ken A. Paller, et al. Cued memory reactivation during sleep influences skill learning. Nature Neuroscience, 2012.

Thomas Schreiner, Björn Rasch. Boosting vocabulary learning by verbal cueing during sleep. Cerebral Cortex, 2014.

Marc Alain Züst, et al. Implicit vocabulary learning during sleep is bound to slow-wave peaks. Current Biology, 2019.

34

J R Claude, et al. Coronary heart disease in middle-aged Frenchmen. Comparisons between Paris Prospective Study, Seven Countries Study, and Pooling Project. Lancet, 1980.

Brooks PJ, et al. The alcohol flushing response: an unrecognized risk factor for esophageal cancer from alcohol consumption. Plos Medicine, 2009.

Séverine Sabia, et al. Alcohol consumption and risk of dementia: 23 year follow-up of Whitehall II cohort study. BMJ, 2018.

Christopher Kroenke. Chronic alcohol drinking slows brain development in adolescent and young adult nonhuman primates. eNeuro, 2019.

GBD 2016 Alcohol Collaborators. Alcohol use and burden for 195 countries and territories, 1990–2016: A systematic analysis for the Global Burden of Disease Study 2016. Lancet, 2018.

Neville Vassallo, et al. Putative role of red wine polyphenols against brain pathology in alzheimer's and parkinson's disease. Frontiers Nutrition, 2016.

35

Lu Lin, et al. A novel UCS memory retrieval-extinction procedureto inhibit relapse to drug seeking. Nature Communication, 2015.

Yingjie Zhu, et al. Orchestrating opiate-associated memories in thalamic circuits. Neuron, 2020.

36

Edward F. Chang, et al. Machine translation of cortical 2 activity to text with an 3 encoder-decoder framework. Nature, 2020.

37

Dick Swaab, et al. Structural connectivity networks of transgender people. Cerebral Cortex, 2015.

Ivanka Savic, et al. Sex dimorphism of the brain in male-to-female transsexuals. Cerebral Cortex, 2011.

38

Kiyohito Iigaya, et al. Aesthetic preference for art emerges from a weighted integration over hierarchically structured visual features in the brain. BioRxiv, 2020.

39

Thomas Whitford, et al. Neurophysiological evidence of efference copies to inner speech. eLife, 2017.

Filippo Varese, et al. What is distressing about auditory verbal hallucinations? The contribution of goal interference and goal facilitation. Psychology and Psychotherapy, 2017.

40

Cleber A. Trujillo, et,al. Complex oscillatory waves emerging from cortical organoids model early human brain network development. Cell Stem, 2019.